泌尿系疾病中西医科普系列丛书

膀胱癌

中西医防治问答

主　编　张亚强

中国协和医科大学出版社
北　京

图书在版编目（CIP）数据

膀胱癌中西医防治问答 / 张亚强主编. -- 北京：中国协和医科大学出版社, 2025. 5. -- (泌尿系疾病中西医科普系列丛书). -- ISBN 978-7-5679-2663-9

Ⅰ. R737.14-44

中国国家版本馆CIP数据核字第20250L974Y号

主　　编　张亚强
责任编辑　李元君　杨雪娇
封面设计　邱晓俐
责任校对　张　麓
责任印制　黄艳霞
出版发行　**中国协和医科大学出版社**
（北京市东城区东单三条9号　邮编100730　电话010-65260431）
网　　址　www.pumcp.com
印　　刷　天津画中画印刷有限公司
开　　本　710mm×1000mm　1/16
印　　张　10.75
字　　数　150千字
版　　次　2025年5月第1版
印　　次　2025年5月第1次印刷
定　　价　59.00元

编委会名单

主　编　张亚强

副主编　卢建新　宋竖旗　黄　真　陈　达

编　者　（按姓氏笔画排序）

于慧兰　中国中医科学院广安门医院
马　儒　中国中医科学院广安门医院
王　炎　深圳市罗湖区中医院
尹学来　南京中医药大学附属南京中医院
石世华　中化二建集团医院
卢建新　中国中医科学院广安门医院
刘　冬　北京中医药大学第三附属医院
刘　兵　中国中医科学院广安门医院
刘昭文　北京中医药大学东方医院
江龙凤　深圳市罗湖区中医院
祁雷磊　中国中医科学院广安门医院
李克刚　安岳县人民医院
杨俊锋　北京中医药大学房山医院
杨宸宇　中国中医科学院广安门医院
宋竖旗　中国中医科学院广安门医院
张亚强　中国中医科学院广安门医院
陈　达　首都医科大学附属北京世纪坛医院

陈国宏　中国中医科学院广安门医院
陈虹历　深圳市罗湖区中医院
庞　然　中国中医科学院广安门医院
姚　羽　中国中医科学院广安门医院
高筱松　中国中医科学院广安门医院
黄　真　首都医科大学附属北京佑安医院
熊抗美　中国中医科学院广安门医院
薄　海　中国中医科学院广安门医院

编者简介

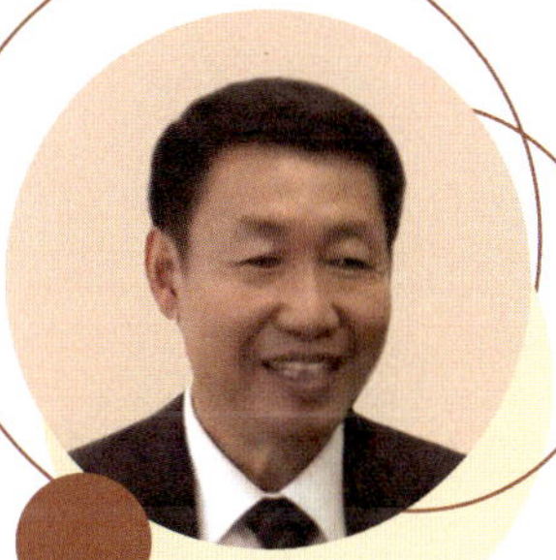

主　编　张亚强

毕业于中国医科大学。为中国中西医结合泌尿外科事业的开拓者和奠基人刘猷枋教授的学术继承人，是全国名老中医药专家传承工作室建设项目专家。长期从事泌尿外科中西医结合临床和科研工作并取得了突出成绩，2012年荣获中国中西医结合学会“中西医结合特别贡献奖”。作为课题负责人承担国家科技部科技支撑项目、国家自然科学基金项目、国家中医药管理局项目、北京自然科学基金项目等10余项，获得多项科技成果奖。主编《中西医结合泌尿外科学》《前列腺疾病防治300问》《男科常见病中医自助手册》等10余部专著和科普书籍。培养硕士研究生、博士研究生、博士后30余名。

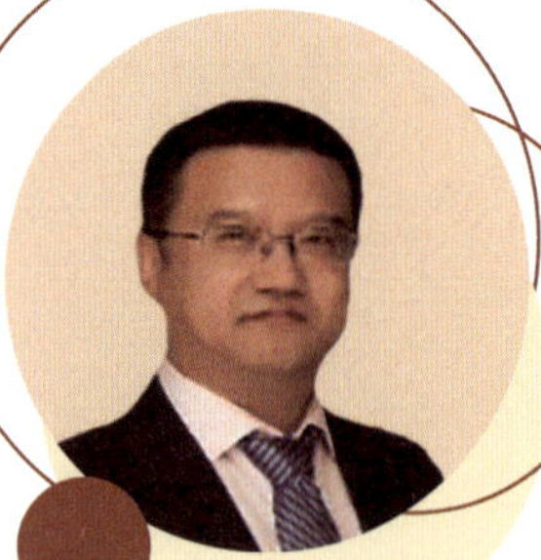

副主编　卢建新

主任医师，教授，博士生导师，中国中医科学院广安门医院泌尿外科主任，中国中西医结合学会泌尿外科专业委员会秘书长，北京中西医结合学会泌尿外科专业委员会主任委员，北京癌症防治学会泌尿肿瘤专业委员会常务委员，国家药品监督管理局药品评审中心评审专家，国家健康科普专家。擅长泌尿系结石、泌尿系肿瘤、前列腺疾病、女性排尿障碍、压力性尿失禁、间质性膀胱炎的中西医诊疗。主持省部级课题4项，获省部级科学技术奖6项，发表学术论文60余篇。

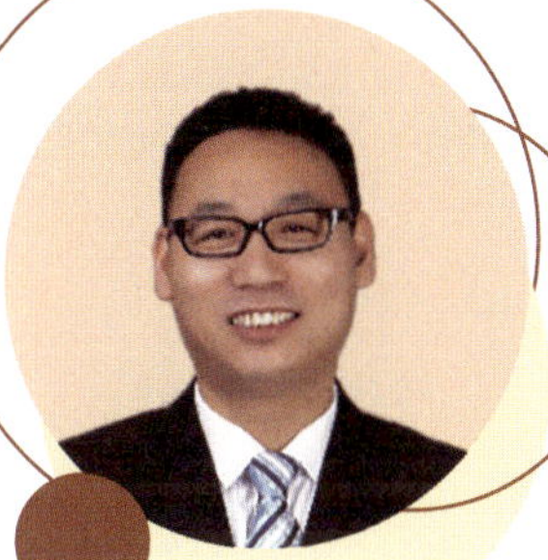

副主编　宋竖旗

主任医师，医学博士，国家中医药管理局首批传承博士后，硕士研究生导师，中国中医科学院广安门医院第三届中青年科技标兵，中青年岗位能手。中国中西医结合学会泌尿外科专业委员会青年委员，中国抗癌协会中西医整合前列腺癌专业委员会常务委员，中华中医药学会生殖分会委员，中华中医药学会男科分会委员，北京中西医结合学会泌尿外科专业委员会委员，北京中医药学会男科分会副主任委员，北京中西医结合学会科技成果转化委员会常务委员。擅长前列腺疾病、泌尿系肿瘤、泌尿系结石、泌尿系感染、压力性尿失禁、男科疾病的中西医结合诊治。主持国家级、省部级课题9项，获省部级科学技术奖6项，已发表论文60余篇。

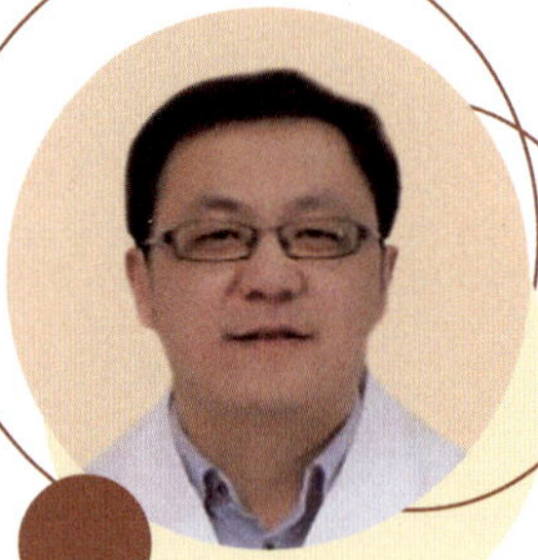

副主编　黄　真

首都医科大学北京佑安医院泌尿外科副主任医师，师从我国著名泌尿外科专家管德林教授，并参加由中国中医科学院举办的北京市第三届西学中高级研究班，师从我国著名中西医结合泌尿外科专家张亚强教授。在泌尿外科疾病，特别是泌尿外科肿瘤的诊治如何与中医基本理论结合方面有深刻理解和治疗思路。现为中西医结合专家志愿者委员会全国泌尿外科专业组委员，北京中西医结合学会泌尿外科专业委员会委员。擅长微创处理泌尿系结石及前列腺增生、腹腔镜处理泌尿系肿瘤，以及下尿路功能障碍的诊治等。

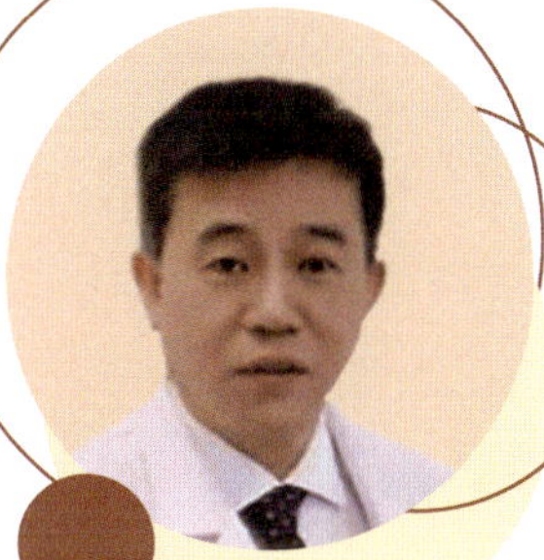

副主编 陈 达

主任医师，医学博士，副教授，硕士研究生导师，医学法语翻译专家，首都医科大学附属北京世纪坛医院泌尿外科主任，美国南加州大学访问学者，中国志愿者协会泌尿外科分会副主任委员，中国老年保健学会泌尿外科和男科协会常委，中华医学会北京泌尿外科分会委员，北京医师协会泌尿外科分会委员，北京中西医结合学会泌尿外科专业委员会委员，北京中西医结合学会男科专业委员会委员，首都医科大学泌尿学系委员。荣获北京市扶贫协作突出贡献先进个人、北京市医管先锋及优秀共产党员、国家卫生健康委员会优秀援外翻译等荣誉。擅长肾癌、输尿管癌、膀胱癌、前列腺癌、前列腺增生、泌尿系结石的微创治疗。主持省部级课题两项，发表论文十余篇。

编者的话

随着现代生活节奏的加快、环境因素的复杂化，以及人口老龄化的加剧，泌尿系疾病的发病率呈上升趋势，尿频、尿急、血尿、尿失禁，以及排尿困难等症状如影随形，不仅给患者身体带来巨大的痛苦，还严重影响着患者的日常生活和工作，更会在心理上给患者及其家庭蒙上一层厚重的阴影。同时，高昂的治疗费用和漫长的康复过程，也给家庭经济带来了沉重的负担。在此背景下，普及泌尿系疾病相关知识，提高公众的健康意识和自我保健能力，显得尤为迫切和重要。

在多年的临床工作中，我们常常会遇到患者提出的各种各样的问题。当患者得到满意的答复时，其精神和肉体上的痛苦就能够得到缓解，这对患者的治疗与康复大有帮助。在此背景下，我们组织相关医生对临床常见问题进行整理，编写了"泌尿系疾病中西医科普系列丛书"，希望能解答患者的疑问，减轻其焦虑，助力其身体更快康复。

本丛书还有一个特点，即我们在用西医诊治疾病的同时辅以中医治疗，并总结了用中医药防治泌尿系疾病的一些经验和思路。西医与中医，作为医学领域的两大重要体系，各有其独特的理论体系和治疗方法。西医是以解剖学、生理学、病理学等为基础的现代医学体系，注重临床实践和科学研究，以药物、手术等方法治疗疾病。中医是以中国古代朴素的唯物论和辩证法思维为基础，以整体观念为主导思想，以辨证论治为诊疗特点的医学理论体系。我们将中医和西医的优势结合，为泌尿系疾病患者提供更全面、有效的防治方案，是现代医学发展的必然趋势，也是本丛书编撰的核心理念。

《膀胱癌中西医防治问答》一书从膀胱的解剖、生理、病理，再到膀胱癌的病因、症状、诊断、中西医防治、饮食宜忌等，以问答的形式，深入浅出地回答了有关膀胱癌的各种问题，力求使患者对该病有一个比较详尽的了解，在治疗中能更好地配合医生，增强战胜疾病的信心和勇气，争取早日恢复健康。

在多年的临床实践中，我们充分感受到中医药在防治泌尿系疾病方面有很好的疗效，这些临床上的有效病例使我们更增强了应用中医药防治该类疾病的信心，也促使我们更加努力，进一步总结经验，以取得更大的进步。

本丛书综合了国内外泌尿外科领域研究的最新资料，力求内容新颖，通俗易懂，更具可读性。由于时间仓促，水平有限，不足之处在所难免，请泌尿外科及中医药学同道和广大读者提出宝贵意见。

张亚强

中国中医科学院广安门医院

2025年3月

目 录
Contents

基础知识篇

诊断篇

治　疗　篇

中 医 篇

饮 食 篇

基础知识篇

1. 膀胱在人体的位置及毗邻

答 膀胱位于我们人体盆腔深面，耻骨联合后方，在脐下方5～10cm处。膀胱空虚时呈锥体形，在耻骨上方触不到。膀胱充盈时，形状变为卵圆形或球形，膀胱会向上抬升，顶部可高出耻骨上缘，此时可在耻骨上方摸到充盈的膀胱。在膀胱的两侧，向上是连接双侧肾脏的输尿管，因此肾脏产生的尿液通过双侧输尿管流入膀胱。膀胱的下端紧接着尿道，女性膀胱与阴道后壁或宫颈口相毗邻，男性膀胱下端与前列腺相贴（图1）。

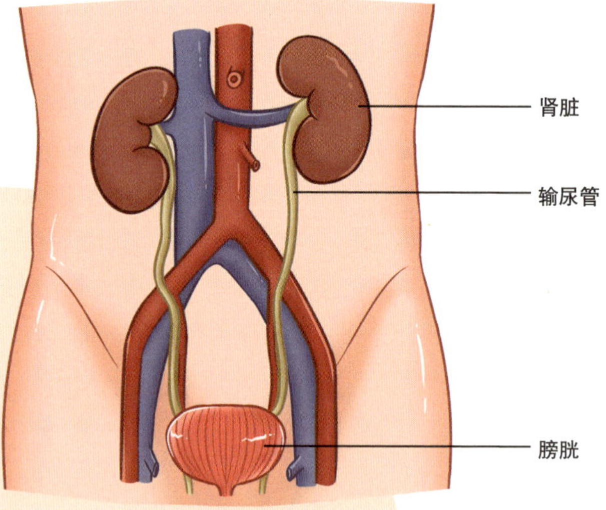

图1　膀胱在人体的位置及毗邻

2. 膀胱的形态和解剖结构是怎样的？

答 膀胱位于骨盆内，是储存尿液的肌性囊状器官，其形态在膀胱空虚时呈三棱锥体形，包括尖、底、体、颈四个部位。膀胱尖部朝向前上方，膀胱底部呈三角形朝向后下方，膀胱体部位于尖与底之间，膀胱颈部在膀胱下部。膀胱三角区位于膀胱底部，为两侧输尿管口与尿道内口之间的区域，此处由于缺少黏膜下层，无论膀胱空虚或充盈，黏膜都保持平滑状态，是膀胱炎症、结核和肿瘤的好发部位。膀胱壁的解剖结构由内向外依次由黏膜、肌层和外膜三层结构组成。其中黏膜层为一层极薄的移行上皮组织，又细分为黏膜层和黏膜下层，有许多皱襞，当膀胱充盈时，这些皱襞就会展开，扩大容积。肌层则由内纵行、中环行和外纵行的三层平滑肌组成，临床上统称为膀胱逼尿肌，对排尿起重要作用。外膜大部分为纤维膜，由疏松的结缔组织构成，包裹在膀胱的最外面。在膀胱颈部与尿道交界处有较厚的环形肌，形成尿道内括约肌。尿道内括约肌的功能是其收缩时关闭尿道内口，使尿液在膀胱内储存，防止尿液漏出（图2）。

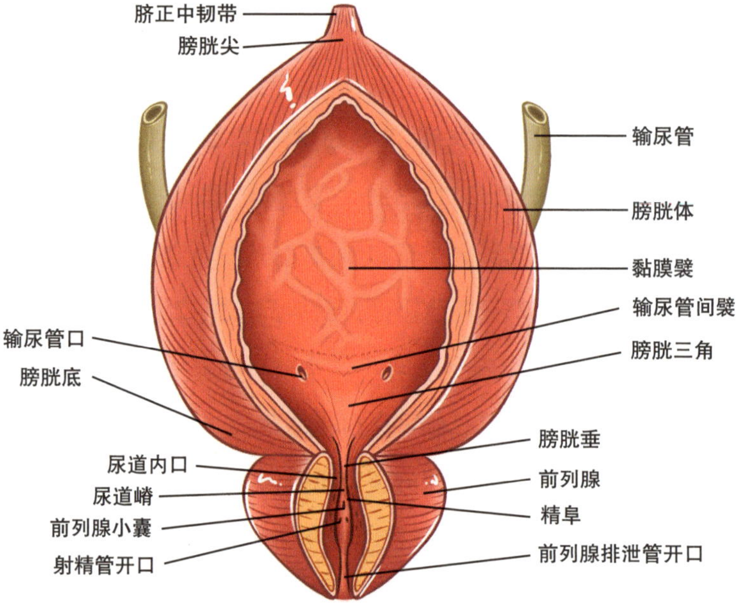

图2　膀胱的解剖结构

3. 膀胱的主要生理功能是什么？

答 膀胱的主要生理功能是储存尿液和排放尿液。其形状、大小和位置均随尿液充盈度而变化，通常成人的膀胱容量平均为 350 ~ 500ml，最大容量可达800ml。正常排尿过程是一种受意识控制的神经性反射活动。当膀胱内的尿量在200ml以下时常无尿意感，当膀胱内尿量达到300 ~ 400ml，膀胱内压升至 60 ~ 70cmH_2O时，会刺激膀胱壁的神经末梢，发送信号给大脑。大脑接收到来自膀胱的刺激信号后，会决定现在是否适合排尿。如果不合适，大脑可以控制括约肌收缩以阻止排尿。如果适合，大脑会发出指令以放松括约肌并开始排尿。当大脑发出放松括约肌的指令后，膀胱壁的肌肉开始收缩，从而增加膀胱内压力，推动尿液流向尿道。同时，大脑还会发出指令以放松尿道括约肌，使其打开，并允许尿液从膀胱流出。当尿道括约肌松弛时，尿液会顺着尿道流出体外。排尿过程中，人体可以通过收缩腹肌来辅助尿液的排出。当膀胱完全排空后，刺激信号停止发送给大脑，大脑会发出指令松弛括约肌和尿道括约肌，控制排尿过程结束。

4. 什么是肿瘤？

答 我们老百姓一般对癌、肿瘤、恶性肿瘤这些词的概念多混淆不清，因此在了解这个问题之前，先了解一下肿瘤的概念。肿瘤是指机体在各种致病因素作用下，人体局部组织的某一个细胞在基因水平上失去对其生长的正常调控，导致失控生长的细胞异常增殖，最突出的特点是在身体局部形成肿块，我们称为肿瘤。另外，肿瘤又分为良性和恶性，大家所称的癌症属于恶性肿瘤的范畴。

5. 癌和肉瘤是如何区别的？

答 医学上将癌症分为两种：来源于上皮组织（如消化道、泌尿道）的恶性肿瘤称为“癌”，如胃癌、肾癌。来源于间叶组织（如肌肉、血液、骨骼、结缔组织）的恶性肿瘤则称为“肉瘤”，如骨肉瘤、横纹肌肉瘤。

6. 恶性肿瘤和良性肿瘤是如何区别的？

答 恶性肿瘤的特点是生长迅速，侵犯周围组织，与周围组织无明显界限，质地较硬，无包膜，手术不易切除，术后容易复发和转移。

而良性肿瘤一般生长缓慢，呈膨胀性生长，周围有包膜，只压迫、不浸润周围组织，肿块用手触摸可浮动，质地相对较软，与正常组织界限清楚，手术容易切除，很少有复发及转移，对人的生命无影响，如脂肪瘤、纤维瘤、子宫肌瘤、卵巢囊肿等。

7. 什么是膀胱癌？

答 膀胱癌是指起源于膀胱黏膜上皮组织的恶性肿瘤，膀胱黏膜上皮是移行上皮，故称为膀胱移行上皮癌，是泌尿系统最常见的恶性肿瘤之一。膀胱癌的症状主要是血尿，其特点是全程性、间歇性、无痛性肉眼血尿。发现这些症状一定要引起重视，需要及时做进一步检查，明确诊断。

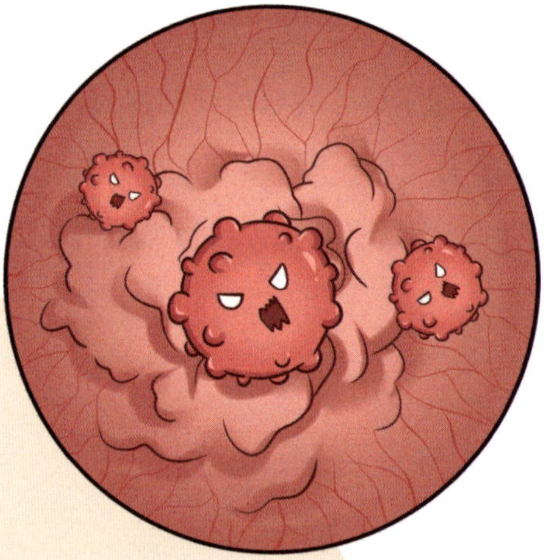

8. 全球范围的膀胱癌发病情况是怎样的？

答 2020年全球癌症统计数据显示，膀胱癌的发病率位居恶性肿瘤的第9位，死亡率位居恶性肿瘤的第13位，其中男性死亡率为3.2/10万，女性死亡率为0.9/10万。美国癌症协会统计数据显示，2022年美国约有81 180例新增膀胱癌患者，死亡患者数将达到17 100例。

9. 我国的膀胱癌发病情况是怎样的？

答 根据国家癌症中心及中华泌尿外科学会编订的《中国泌尿外科和男科疾病诊断治疗指南》(2022年版)综合统计显示，我国膀胱癌的发病率为9.3/10万人，死亡率为4.1/10万人。其中男性膀胱癌发病率约为7.3/10万人，死亡率为3.3/10万人。女性膀胱癌发病率约为1.8/10万人，死亡率为0.8/10万人。统计结果显示我国膀胱癌发病率及死亡率的特点是男性高于女性。

10. 膀胱癌男女发病比例一样吗

答 不一样。膀胱癌多见于男性，男女发病比例约为3∶1。

11. 膀胱癌好发于哪个年龄段

答 膀胱癌好发平均年龄为54.8岁，高发于50～70岁。膀胱癌发病年龄中位数男性为69岁，女性为71岁。从年龄看，年龄越大患膀胱癌的可能性越增加，同时恶性程度呈上升趋势。

12. 人为什么容易得膀胱癌

答 膀胱癌的病因复杂，有人体自身的原因（如遗传因素等），也有外在的原因，如环境污染、化工原料刺激、吸烟、不良饮食等。如果人体的基因有异常，或者因长期刺激而发生基因突变，可以诱发膀胱黏膜癌变。另外，家族中如有患膀胱癌的直系亲属，会增加患膀胱癌的风险。

13. 膀胱的慢性炎症是否会引起膀胱癌

答 膀胱一些疾病如膀胱慢性炎症、膀胱结石刺激引起的慢性膀胱炎、腺性膀胱炎，以及下尿路梗阻引发膀胱憩室引起的憩室内炎症或存有结石，病变长期不祛除可能诱发膀胱癌。我们说的以上这些只是膀胱癌的易感因素，并不是说患有上述疾病就会患上膀胱癌。

14. 为什么吸烟也会引起膀胱癌

答 吸烟的危害大家都知道，吸烟会导致肺癌、喉癌等，而很少人知道吸烟也可以导致膀胱癌的发生及复发。目前医学上已经证实吸烟是膀胱癌的最主要危险因素，那么其发病机制是什么呢？吸烟后，经肺部气体交换，尼古丁等有害物质会进入血液，随着血液循环，参与全身新陈代谢，最后通过肾脏的过滤作用，带着尼古丁等有害物质的尿液会聚集到膀胱内。可以说，膀胱是烟毒素的集中地，久之，会刺激膀胱黏膜引发癌变。

15. 吸烟多长时间有可能引起膀胱癌

答 我们已经知道了吸烟可以引起膀胱癌，那么吸烟多长时间可能患病呢？根据目前我们临床观察到的情况看，有的患者吸烟已经40 ~ 50年，也有的患者刚刚吸烟5 ~ 6年，也就是说吸烟多长时间患病是不一定的。临床发现，吸烟年限每增加一年，吸烟者患膀胱癌危险度增加1.03，也就是说吸烟的时间越长，患病的概率越大。戒烟2 ~ 4年后膀胱癌的危险性可以减少30% ~ 60%。因此，当我们意识到吸烟的危害后，应立即戒烟。

16. 被动吸烟是否也会患膀胱癌

答 对于被动吸烟的危害，多数人都不是很清楚，也不被重视。现有研究发现，被动吸烟者的血液、唾液及尿液中的尼古丁代谢产物和致癌物的水平显著高于无被动吸烟者。所以，大家不但需要自己戒烟，还需要远离二手烟。我们在临床上也发现，很多女性患者虽然自己不吸烟，但是家里有人吸烟。因此，一定要注意远离二手烟。

17. 膀胱癌的病因及发病机制是什么

答 膀胱癌的发生过程非常复杂，通常认为是由于多种因素相互作用的结果，其中包含内部因素和外部因素。内部因素包括遗传因素、机体免疫状态等。外部因素包括环境因素及不良的生活习惯等。膀胱癌真正病因目前还并不十分清楚，但是较为明确的致病危险因素是吸烟和职业接触芳香胺类化学物质。

膀胱癌和其他多种癌症一样，主要是由于致癌因素长期作用于正常的膀胱黏膜上皮细胞使之发生基因突变，膀胱黏膜上皮细胞出现异常失控性增殖，继而引起癌变。

18. 膀胱癌会遗传吗

答 很多的癌症患者，最担心的就是会不会遗传给下一代，那么膀胱癌会不会遗传呢？目前的研究认为，膀胱癌与大多数恶性肿瘤一样具有一定的遗传背景，但膀胱癌的遗传背景不像血液系统的恶性肿瘤那么强。有调查显示，如果父母患有膀胱癌，其子女患膀胱癌的概率会比一般人群有显著的上升，膀胱癌的发生有一定的家族聚集性，也就是说患膀胱癌有一定的遗传学特点。但也有研究认为膀胱癌的发生与遗传没有必然关系，也就是说膀胱癌没有家族史，没有遗传性。

19. 膀胱癌所谓的遗传，是一种怎样的遗传因素

答 膀胱癌所谓的遗传并不是疾病的直接遗传，而是一种遗传倾向，主要是易感体质的遗传，是由先天染色体畸变引起的。这种遗传会导致人体对于外界的刺激更敏感，更容易受致癌物质影响，相对来说患膀胱癌的概率也更大。当然了，在家族性膀胱癌的形成原因当中除了遗传因素，还存在其他因素如生活习惯、家庭成员吸烟与否等。

20. 膀胱癌会传染吗

答 膀胱癌是一种恶性肿瘤，不是传染病，所以膀胱癌不会传染。特殊类型的膀胱鳞状细胞癌，有一部分的致病原因可能与感染血吸虫有关。如果在血吸虫病的高发地区生活，人群应注意做好防护工作。

21. 膀胱癌从发生到被发现大概需要多长时间？

答 我们知道，一个正常细胞到癌变需要一个很长的过程，当发现自己患上癌症的时候，其实癌细胞在体内已经存在很长时间了。只是前期由于癌细胞体积小，变化不明显或者生物学行为不突出，没有特异性的表现，如果不做特殊检查，一般难以发现。癌症的发生也跟人体的免疫状况相关，体质较好的机体发生癌变后可能进展缓慢。所以癌症从发生到被发现需要的时间也长短不等，这一问题没有具体的数字答案。有的癌可以潜伏若干年，有的癌持续数月可能就到了晚期。

22. 膀胱癌的发展过程是怎样的？

答 膀胱癌一开始是一个比较小的病灶，之后逐步发展成癌前病变。这个过程时间也比较长，再进一步进展即是原位癌，之后则进展为非浸润及浸润性癌、转移癌。

23. 膀胱癌从早期发展到晚期大概需要多长时间？

答 很多患者得了膀胱癌以后很紧张，不知还能活多久，包括患者家属也有这些疑问。其实癌症从早期到晚期是受许多因素影响的，这个问题本身没有具体答案。很明确的是如果癌症发现得早是很容易临床治愈的，但如果癌症发现时已不是早期，处于进展期或局部晚期，即便是采取综合治疗手段，也很容易迅速进展至晚期阶段。

24. 影响膀胱癌发展速度的因素都有哪些？

答 我们可以从以下几个方面来帮助判断影响膀胱癌发展的速度。首先是患者机体的免疫状况，癌症与机体相互作用是一个免疫调节过程。免疫状态良好的人，会产生大量的淋巴细胞、巨噬细胞、自然杀伤细胞，诱导产生抗体依赖性细胞介导的细胞毒作用，直接引起癌细胞凋亡或吞噬癌细胞，癌症进展相对缓慢。而免疫状态不好的人，癌症进展就会相对快。另外发现，如果膀胱癌是在癌症早期尽早手术，采取根治性干预措施预后大多良好，多数可以临床治愈。但如果发现时已经比较晚了，即便积极治疗，膀胱癌也很容易迅速进展。

25. 恶性肿瘤的5年生存率有多少

答 恶性肿瘤的5年生存率是指某种恶性肿瘤经过各种综合治疗后，生存5年以上的比例，即患者从确诊后，经治疗生存5年的患者数占同期患者总数的百分比。临床观察发现80%以上的恶性肿瘤是在手术后3年内复发或转移的，而只有10%是在5年后出现复发或转移的，所以，临床上常用5年生存率来评价恶性肿瘤的治疗效果。恶性肿瘤的5年生存率是一个统计概念，并不是指某个患者的结局，概率是针对总体的，这个只是一个预估的数字，只是一个参考标准。恶性肿瘤的预后是多种因素共同作用的结果，5年生存率只是判断预后的一个因素而已。

26. 影响恶性肿瘤5年生存率的因素都有哪些？

答 影响恶性肿瘤5年生存率的因素大致有：恶性肿瘤的病理类型、位置、大小、恶性程度、发现恶性肿瘤的早晚、治疗方式，以及恶性肿瘤对综合治疗效果的个体差异。对于早期恶性肿瘤，恶性程度比较低，又经过及时的手术切除，术后对后续的治疗效果好、个人免疫能力又强的患者，5年的生存率会非常高。有些恶性肿瘤患者的5年生存率可以达到50%以上，甚至有的可以达到90%以上。对于膀胱癌，总体来说恶性度较低，中国国家癌症中心数据显示，膀胱癌总体5年生存率为71.5%。其中对于非浸润性及早期浸润性膀胱癌，早期患者通过手术切除恶性肿瘤，5年生存率可达85%以上。对于中晚期浸润性膀胱癌若未及时干预，5年生存率降至25%左右。晚期患者常需结合化疗、放疗及免疫治疗，但生存率仍显著低于早期患者。

由此看来，对于恶性肿瘤，早期发现、早期治疗非常重要，并且经过积极的中西医结合方法综合治疗，5年生存率会有更明显提高。

27. 如何提高膀胱癌患者的生存率？

答 我们可以通过以下几个方面来提高膀胱癌患者的生存率。

（1）提倡“早预防、早发现、早治疗”，健康人群要定期体检等。

（2）确诊膀胱癌的患者，应在医院规范化治疗的前提下，以恶性肿瘤传统治疗方式为主，配合多种治疗的联合治疗。能手术的患者尽量选择外科手术，以及中西医结合的综合治疗等，最大限度地杀灭恶性肿瘤细胞，降低恶性肿瘤复发转移概率。

（3）积极配合医生治疗，定期检查，即使有转移和复发也能及早治疗。

（4）可以通过中医药治疗来提高机体免疫功能，改善患者生存质量、延长患者生存时间。

（5）注意饮食调摄，保持良好心态，促进术后恢复。

28. 带瘤生存是什么意思？

答 带瘤生存是指患者经过全身有效的抗肿瘤治疗后，肿瘤引起的常见症状消失，瘤体局部进一步缩小，癌细胞不再扩散，病情长期稳定并趋于好转，患者一般状况良好，可独立工作和生活。换言之机体免疫保护功能大于肿瘤扩散能力，使癌细胞长期“休眠”，患者处于临床治愈的健康状态。

带瘤生存是中晚期癌症患者得以长期存活的出路，也是科研主攻方向。临床经验告诉我们，带瘤生存只有依靠全身有效的抗肿瘤治疗方能实现，中晚期癌症患者即使出现胸腔积液、腹水或转移等情况，如能及时进行全身有效的抗肿瘤综合治疗，大部分患者仍可获得长期带瘤生存。因此，带瘤生存是晚期膀胱癌患者与医生共同努力的目标，需要患者积极配合医生治疗，增强信心，调整好心态，争取取得更好的疗效。

29. 带瘤生存的条件是什么？

答 带瘤生存也是有前提的，必要的条件有三点。

（1）重要脏器包括心脏、肺脏、肝脏、肾脏的功能没有严重受损。

（2）机体保持一定的免疫功能。癌症本身可以导致患者免疫功能下降，又经过手术、放疗及化疗等，将进一步使患者的免疫功能下降并出现各种并发症。因此，提高患者的免疫功能是实现带瘤生存的必要条件。

（3）良好的心态和健康的生活方式。如果患者的精神率先崩溃，对治疗失去信心，低落的情绪同样可以影响患者的免疫功能，预后往往较差。反之健康的心态，理智的态度，与医生的良好配合，都有利于机体免疫功能的恢复，预后相对较好。

诊 断 篇

30. 膀胱癌患者最常见的症状是什么

答 肉眼血尿是膀胱癌最常见的症状。尤其是间歇性、全程性、无痛性肉眼血尿。

31. 膀胱癌患者血尿的特点是什么

答 膀胱癌血尿症状的特点是间歇性、全程性、无痛性肉眼血尿。血尿出现在整个排尿过程，不是开始血尿和终末血尿。80%的患者就诊时有血尿，但也有15%可能开始仅有镜下血尿。由于血尿可以间歇性出现或加重，容易给患者“治愈”的错觉，特别是经过服某些药物、偏方更可能误认为治疗有效，以致延误了诊断和治疗的时机。因此，发现有血尿千万不要大意，应及时到医院检查。

32. 泌尿系统不同病变部位的血尿有什么特点

答 尿道来源的血尿一般见于排尿初始段；而膀胱和上尿路来源的多为全程血尿；肾盂输尿管来源的血尿如果有血块形成，一般表现为蚯蚓状血条，或伴有肾绞痛；而膀胱来源的多为团状血块，多无疼痛。

33. 癌灶生长在膀胱的不同部位，患者症状一样吗

答 膀胱癌的症状常与其生长的部位有关，如果恶性肿瘤发生在膀胱三角区则可能会较早出现尿频、尿急等膀胱刺激症状。少数患者因恶性肿瘤较大、恶性肿瘤生长在膀胱颈部或恶性肿瘤出血形成血块，造成排尿困难，甚至发生尿潴留，有时很难与前列腺增生、前列腺炎相鉴别而容易出现误诊。

34. 膀胱癌如果发生于近输尿管开口处，患者会有什么症状

答 膀胱癌如发生于膀胱侧壁和三角区近输尿管开口处，距离输尿管口较近，容易侵犯到输尿管，从而引起一系列并发症，如阻塞输尿管引起肾盂积水，严重者引起感染，久之引起肾损害，影响患者后续治疗，从而影响到患者的预后。

35. 膀胱癌患者会有感染症状吗？

答 膀胱癌早期除了血尿外，还同时伴有尿频、尿急、排尿不畅等尿路感染症状，这是由于恶性肿瘤生长体积较大，恶性肿瘤组织表面缺血坏死，继而形成溃疡所致。这种感染一般用抗生素治疗多无效，发现这个问题不要仅认为其是一个单纯的泌尿系统感染，一定要重视并做进一步检查。

36. 不同阶段的膀胱癌患者都有哪些症状？

答 一般原位癌没有特殊症状；浸润性癌可有不同程度的血尿或尿路感染症状；而转移癌则是癌症的晚期或终末期，除了表现原发器官引起的相关症状外，还可以出现所转移的器官功能障碍，并有全身性的症状，如乏力、消瘦、贫血、体重下降、食欲缺乏、低热、盗汗、易疲劳、易患感染等非特异性表现，我们把这些症状称为恶病质。

37. 怀疑得了膀胱癌，都需要做哪些检查

答 常用的检查一般包括尿常规、泌尿系统超声、尿细胞学检查、CT或者MRI（磁共振），必须要做的就是膀胱镜检查及活检。

38. 为什么首先做尿常规检查

答 尿常规作为泌尿系统最基础的检查，用于确诊是否存在镜下血尿。但其仅仅作为一种基本检查，并不能明确是否有肿瘤，还需要进一步检查。

39. 什么是尿细胞学检查

答 尿细胞学检查是指从新鲜的尿液中寻找癌细胞，但影响尿细胞学检查结果的因素有很多，因此尿细胞学阴性并不能排除尿路上皮癌的存在，而尿细胞学阳性代表泌尿道的任何部分，包括肾盂、肾盏、输尿管、膀胱和尿道都有可能发生尿路上皮癌。

40. 尿细胞学检查的应用原理是什么临床特异性如何

答 尿细胞学检查的应用原理为膀胱恶性肿瘤的细胞容易脱落到膀胱尿液中，从而导致尿液中含有大量的恶性肿瘤细胞，从这些脱落的细胞中如果能找到恶性肿瘤细胞，就可以简便获得恶性肿瘤的诊断证据，从而实现早期诊断、早期治疗。尿细胞学检查临床特异性较高，一旦发现，就基本可以确诊了。然而，这种检查也有不足，就是敏感性不高，通常需要多次检查，且多次检查也可能无法获得满意的结果，此时就需要结合其他检查来进一步明确。

41. 什么是NMP-22检查

答 NMP-22是细胞核有丝分裂器蛋白，正常人尿液中含量很少。膀胱癌时其含量上升25倍之多，10U/ml以上为阳性，可以预示膀胱癌或膀胱癌术后复发。NMP-22检测膀胱癌的敏感性为70.5%，特异性为75.2%。但人体每个细胞都有NMP-22，所以还不能算作膀胱癌特异的蛋白。

42. 尿细胞学检查和NMP-22检查有什么区别?

答 尿细胞学检查的特异性高，但敏感性偏低。相对于尿细胞学检查，NMP-22检查特异性低，但敏感性高。

43. 什么是FISH技术?

答 目前有很多医院开展了荧光原位杂交技术（FISH）检查项目，FISH是一种非放射性分子细胞遗传学技术，其基本原理是通过荧光标记的DNA探针与细胞核内的DNA靶序列杂交，获得细胞内多条染色体（或染色体片段）或多种基因状态的信息。目前一般是检测3、7、17号染色体拷贝数增加和9p21位点缺失。FISH检测膀胱癌的敏感性和特异性分别为70%～86%和66%～93%。

44. FISH技术的优点是什么

答 FISH技术操作快速简便，并且具有较高的灵敏性与特异性，是膀胱癌分子诊断的主要工具，联合尿细胞学检测，对膀胱癌的诊断和预后监测，具有较高的临床应用价值。FISH检查时患者无痛苦，随时随地都可以检查，如果一次不能确定，可重复多次检查，患者无须特殊准备，具有无创及敏感性、特异性强等优点。

45. FISH技术的临床应用价值有哪些

答 FISH技术除诊断膀胱癌以外，对于临床上极易漏诊误诊的肾盂、输尿管癌的诊断同样具有无可替代的作用。该项技术不仅可以用于膀胱癌及肾盂、输尿管癌的早期诊断，也可以用于治疗监测、预后评估和微小残留病灶检测等方面。FISH在诊断肌层浸润性癌的灵敏度高于非肌层浸润性癌，尤其在高级别膀胱癌中FISH技术具有更明显的优势。

46. FISH技术对预测膀胱癌复发和进展有哪些作用

答 膀胱癌患者治疗后随访的目的是尽早发现恶性肿瘤的局部复发和远处转移，如有复发应尽早开始补救性治疗。采用FISH技术检测尿脱落细胞染色体异常不仅可以作为一种有效的膀胱癌早期诊断方法，同时，还可以将检测结果与膀胱癌术后随访及治疗方案结合，FISH对于各期的恶性肿瘤均有较高的敏感度，特别是对于非浸润性癌，而且随着分期的增高，FISH预测膀胱癌的敏感度有逐渐增高的趋势。

47. FISH技术对膀胱癌的诊治还有哪些作用

答 通过FISH技术的应用，在低级别膀胱癌随访中可以明显减少膀胱镜的使用。对于高级别恶性肿瘤，在随访过程中应该根据FISH的结果调整随访方案。如对于阴性的患者，医生可以适当延长随访时间间隔，而对于阳性患者则应密切随访。

48. 诊断膀胱癌的影像学检查都包括哪些？

答 泌尿系统超声和泌尿系统MRI、CT等影像学检查也是膀胱癌的常规检查手段。泌尿系统超声的优点是比较方便，在很多基层医院也都可以做，很容易及早发现问题。MRI、CT这种影像学检查除可发现膀胱内病变外，还可以发现恶性肿瘤浸润的深度及盆腔是否有淋巴结转移。

49. 为什么要做膀胱镜检查？

答 膀胱镜检查是诊断膀胱癌的最主要检查方式，可以明确膀胱癌的大小、数目及在膀胱里的位置，还可以同时钳取肿瘤组织做病理检查，这是诊断膀胱癌的金标准。另外，对一些CT、MRI不能发现的微小恶性肿瘤能尽早发现，早做治疗。

50. 可以直接做膀胱镜检查吗

答 一般是不可以的，首先膀胱镜是一种有创检查，不是随时都可以做的。另外，膀胱镜不能看见膀胱外情况，肉眼下也并不能看见恶性肿瘤的侵犯深度。不参考其他检查，不能对膀胱癌的诊断分期及预后有一个相对深入的评估，也不能为患者的下一步治疗方案提供依据。

因此，临床对怀疑膀胱癌的患者，仍应该遵循临床医生的医嘱，尽量完善相关检查，这样才是对自己负责的表现。

51. 膀胱癌在膀胱镜下都有哪些形态表现

答 不同类型的膀胱癌在膀胱镜下会有不同的表现，一般来说，通过膀胱镜观察可大致判断膀胱癌情况，但是最终结果仍需要靠病理来证实。一般来说，膀胱镜下膀胱癌大致有：乳头状瘤、内翻性乳头状瘤、膀胱原位癌、乳头状移行上皮癌、鳞癌及腺癌。

52. 膀胱镜下乳头状瘤和内翻乳头状瘤的形态是怎样的？

答 膀胱乳头状瘤是良性肿瘤，但存在恶变的可能性。在膀胱镜下表现为绒毛状或水草样，绒毛呈粉色，尖端逐渐呈半透明，有蒂，在膀胱内可漂动。

内翻性乳头状瘤也为良性肿瘤，膀胱三角区及膀胱颈多发。在膀胱镜下表现为结节状突起或呈乳头状，有蒂，表面往往覆盖正常黏膜。

53. 膀胱镜下乳头状移行上皮癌的形态是怎样的？

答 乳头状移行上皮癌临床最多见，膀胱镜下也最容易分辨。早期表现为单发或多发，粉红色，呈细绒毛状或乳头状，绒毛不融合，尖端逐渐透明，有蒂，病变周围黏膜光滑。中期绒毛样病变往往相互融合成簇，有蒂，但较短，或者呈广基底样，活动度较差。到了晚期往往融合成团状或菜花样，恶性肿瘤往往无蒂，呈浸润生长，如果恶性肿瘤表面有坏死，还会呈现溃疡出血样病变，恶性肿瘤周围黏膜往往也有红肿、出血、增厚的表现。

54. 膀胱镜下原位癌的形态是怎样的？

答 膀胱原位癌在膀胱镜下较难判断及发现，因其镜下表现往往类似于炎症。镜下主要表现就是膀胱黏膜的粗糙、局部轻度增厚，类似于苔藓样，病变区域黏膜有充血，血管纹理不清。诊断往往需要取病理，依靠病理诊断。

55. 膀胱镜下鳞癌的形态是怎样的？

答 临床上膀胱鳞癌比较少见，鳞癌产生往往是由于长期结石及炎症慢性刺激所致，好发于膀胱三角区及膀胱底部。镜下见恶性肿瘤呈分叶状，无蒂，表面红润，恶性肿瘤及膀胱黏膜往往有坏死、出血及溃疡，导致膀胱内往往浑浊不清，观察困难。

56. 膀胱镜下腺癌的形态是怎样的？

答 临床上膀胱腺癌也比较少见，腺癌的产生往往继发于腺性膀胱炎等疾病，好发于膀胱顶、三角区部，镜下见恶性肿瘤呈蘑菇样，有宽蒂，表面往往有溃疡。

57. 膀胱癌的好发部位在哪里？

答 膀胱癌的好发部位，多见于膀胱三角区附近，可能是这个区域缺少黏膜皱襞组织的缘故，也与其位置在最底部，因沉淀物较多而刺激增加有关。实际上膀胱壁的任何部位都可能生长恶性肿瘤，恶性肿瘤可为单个，也可多个，严重者也可能长满整个膀胱。

58. 什么是上尿路检查，为什么要做这些检查？

答 泌尿系统按解剖分为上尿路和下尿路，肾、输尿管是上尿路，膀胱、尿道为下尿路。膀胱癌最主要的症状是肉眼血尿，但是从解剖层面来说，泌尿系统任何一个部位出血都会引起血尿。因此，想要鉴别血尿来源于哪个部位，应该完善上尿路、下尿路的相关检查。所以除从症状鉴别外，必须行上尿路检查以除外上尿路肿瘤。

59. 上尿路检查都有哪些

答 最常见而又无创的是肾盂、输尿管超声检查。但是超声检查只是间接反映，因为超声的特点，并不能直接看到输尿管，只有出现肾盂积水时才考虑肾盂、输尿管可能出现问题。怀疑有问题时可行MRI或CT泌尿系统成像检查，甚至可以做上尿路的三维重建，从而鉴别是上尿路还是膀胱的病变。

60. 什么是非肌层浸润性膀胱癌

答 非肌层浸润性膀胱癌也称表浅性膀胱癌，膀胱由内向外分为黏膜层、肌层和浆膜层，非肌层浸润性膀胱癌表示恶性肿瘤还没有侵袭到膀胱的肌层，病变局限于黏膜层或黏膜下层。由于膀胱癌通常在早期就有血尿症状，患者会在第一次有血尿时就到医院就诊。因此，在新发的膀胱癌中，75% ~ 85%的膀胱癌都为非肌层浸润性膀胱癌，这种类型都属于早期的膀胱癌，易于治疗，治疗方式简单，预后较好。在非肌层浸润性膀胱癌中术后1年和5年内的复发率分别为15% ~ 61%和31% ~ 78%，预计有15% ~ 20%的非肌层浸润性膀胱癌可发展为浸润性癌或发生转移。

61. 什么是肌层浸润性膀胱癌？

答 目前临床上将膀胱癌侵犯达到或超过膀胱肌层称为肌层浸润性膀胱癌（T2以上）。根据2017年AJCC的TNM分期包括T2～T4期的膀胱癌，约占所有初次诊断的膀胱癌的20%，而15%～20%初诊的非肌层浸润性膀胱癌会进展为浸润性膀胱癌。这一类型的膀胱癌复发转移率相对高、预后相对差一些。

62. 膀胱癌是如何分期的？

答 目前膀胱癌的分期采用最广泛的是美国癌症联合委员会（AJCC）制订的TNM分期系统，推荐应用2017年第8版（表1）。根据恶性肿瘤是否浸润膀胱肌层分为非肌层浸润性膀胱癌和肌层浸润性膀胱癌。

表1 2017年第8版AJCC膀胱癌TNM分期

原发肿瘤（T）		
TX		不能评估原发肿瘤
T0		无原发肿瘤证据
Ta		非浸润性乳头状癌
Tis		原位癌（扁平肿瘤）
T1		肿瘤侵及上皮下结缔组织
T2		肿瘤侵犯肌层
	T2a	肿瘤侵及浅肌层（内侧1/2）
	T2b	肿瘤侵及深肌层（外侧1/2）
T3		肿瘤侵及膀胱周围组织
	T3a	显微镜下可见肿瘤侵及膀胱周围组织
	T3b	肉眼可见肿瘤侵及膀胱周围组织（膀胱外肿块）
T4		肿瘤侵及以下任何一器官或组织：前列腺、精囊、子宫、阴道、盆壁、腹壁
	T4a	肿瘤侵及前列腺、精囊、子宫或阴道
	T4b	肿瘤侵犯盆壁或腹壁
N（区域性淋巴结）		
NX		区域性淋巴结无法评估
N0		无区域淋巴结转移
N1		真骨盆腔单个淋巴结转移（膀胱周围、闭孔、髂内、髂外及骶前淋巴结）
N2		真骨盆腔多个淋巴结转移（膀胱周围、闭孔、髂内、髂外及骶骨前淋巴结）
N3		髂总淋巴结转移
M（远处转移）		
MX		无法评估远处转移
M0		无远处转移
M1		有远处转移
	M1a	非区域淋巴结（超过髂总淋巴结转移以上的淋巴结转移）
	M1b	其他部位及脏器的远处转移

63. 膀胱癌在病理上是如何分级的？

答 膀胱癌在病理改变上根据细胞大小、形态、染色深浅、核改变、分裂相等分为四级。一、二级分化较好，属低度恶性；三、四级分化不良，属高度恶性。乳头状瘤细胞形态与正常移行细胞无明显差异，但有复发和恶变倾向，因此在治疗上仍视为癌症对待。

64. 膀胱癌的生长方式是怎样的？

答 膀胱癌的生长方式分为原位癌、乳头状癌和浸润性癌三种，在临床上三者混合性存在也不少见。原位癌局限在黏膜内，移行细胞癌多为乳头状，鳞癌和腺癌常有浸润。肿瘤浸润深度是临床和病理分期的依据，临床可分为：原位癌（Tis）、乳头状无浸润（Ta）、限于固有层以内（T1）、浸润浅肌层（T2）、浸润深肌层或穿透膀胱壁（T3）、浸润前列腺或膀胱邻近组织（T4）。病理分期同临床分期。在膀胱镜下或活体标本大体观察可以看出肿瘤有蒂者常为低度恶性，广基无蒂者为高度恶性，溃疡浸润型的肿瘤是高度恶性。

65. 膀胱癌的生长浸润深度是如何区分的？

答 临床上对膀胱癌生长浸润深度按美国Jewett–Marshall分期方法分为四期（表2）。

表2 Jewett-Marshall分期

分期	膀胱癌生长浸润深度
0期	肿瘤限于黏膜
A期	肿瘤累及黏膜下层，但未侵及肌层
B1期	肿瘤累及浅肌层
B2期	肿瘤累及深肌层，但尚未侵及肌层外组织
C期	肿瘤侵及全肌层及膀胱周围脂肪组织
D1期	肿瘤侵及膀胱周围组织及盆腔内器官，局部有淋巴结转移
D2期	肿瘤发生远处转移

66. 膀胱癌的恶性程度是如何分级的？

答 膀胱癌的组织学分级与恶性肿瘤的复发和侵袭行为密切相关。膀胱癌的恶性程度以分级表示，目前普遍采用WHO分级，根据1973年WHO分级标准将膀胱癌组织学分为三级，即高分化、中分化和低分化，分别采用Grade1、2、3或Grade Ⅰ、Ⅱ、Ⅲ表示。而不同的分类方法有不同的分类标准，WHO 2004年分级标准将尿路上皮肿瘤分为乳头状瘤、低度恶性潜能乳头状上皮肿瘤（PUNLMP）、低级别乳头状上皮癌和高级别乳头状上皮癌（表3）。

表3　WHO 1973年及2004年膀胱尿路上皮癌恶性程度分级标准

WHO 1973年分级		WHO 2004年分级
乳头状瘤		乳头状瘤
Grade1：高分化	→ 低度恶性潜能尿路上皮乳头状瘤；→ 低级别乳头状尿路上皮癌	低度恶性潜能尿路上皮乳头状瘤
Grade2：中分化	→ 低级别乳头状尿路上皮癌；→ 高级别乳头状尿路上皮癌	低级别乳头状尿路上皮癌
Grade3：低分化	→ 高级别乳头状尿路上皮癌	高级别乳头状尿路上皮癌

67. 膀胱癌都有哪些组织类型？

答 膀胱癌包含很多种组织类型，也可以理解为膀胱癌中的“亚型”，因为每一种“亚型”的特点，治疗方法及预后有所不同，那么膀胱癌的组织类型有哪些？根据组织学类型临床上一般将膀胱癌分为移行细胞癌、鳞状细胞癌和腺癌等基础类型，部分患者可以有几种类型的癌共同生长，也称为混合型。其中以移行细胞癌最为常见，约占膀胱癌的90%以上，其中约70%为分化良好的乳头状癌，25%～30%为分化程度不同的浸润性癌。鳞状细胞癌次之，腺癌很少见。另外，还有极其少见的组织学类型，包括脐尿管癌、神经内分泌癌、恶性黑色素细胞瘤及恶性间叶组织肿瘤等。

68. 膀胱癌有哪些细胞分化类型？

答 恶性肿瘤细胞分化程度是指肿瘤细胞接近于正常细胞程度，也就是肿瘤细胞的成熟程度，越接近正常细胞称高分化，意味着肿瘤细胞越接近相应发源组织，也称为Ⅰ级；接近于正常细胞的程度化越低称低分化，也称为Ⅲ级；有时候肿瘤细胞分化太差，根本无法找到来源组织的迹象，则称为未分化。如果分化程度介于两者之间称为中分化，或称为Ⅱ级。癌细胞的分化程度反映癌细胞的恶性程度，一般来说，分化程度越高的癌细胞恶性程度越低，治疗效果及预后越好，分化程度越低的癌细胞恶性程度越高，治疗效果及预后越差。未分化癌恶性程度极高，治疗效果最不满意，进展最快，预后最差。

69. 什么是膀胱腺癌，其恶性程度如何

答 膀胱腺癌是膀胱癌的一种病理类型，是一种比较少见的膀胱恶性肿瘤，发病率占膀胱癌总数的0.9% ~ 2.0%。膀胱腺癌的来源主要有三种，最常见的是脐尿管癌，脐尿管是膀胱发育过程中未能正常萎缩的残留结构，由于尿液反流进入没有萎缩的脐尿管内，长期作用导致其覆盖的上皮组织腺性化生，增加了罹患腺癌的风险；另外，膀胱黏膜由于炎症或结石等因素刺激下，其上皮组织易发生腺体化生而诱发癌变；再有就是转移性腺癌也称继发性膀胱腺癌，是指其他器官的腺上皮癌灶转移到膀胱所致。大多数的膀胱腺癌分化程度差，侵袭性强，治疗效果较差，预后相对比尿路本身上皮产生的癌较差。

70. 什么是膀胱鳞癌，其恶性程度如何

答 膀胱鳞癌全称为膀胱鳞状上皮细胞癌，临床比较少见，占膀胱癌的3% ~ 7%。其明确病因不是很清楚，一般认为细菌感染、长期留置尿管、膀胱结石等慢性炎症刺激，从而导致膀胱移行上皮鳞状化生所致。诊断仍主要依靠膀胱镜检加活组织病理检查。膀胱鳞癌镜下常表现为基底较宽，呈浸润性生长，表面多伴有糜烂、坏死。大多患者就诊时恶性肿瘤已非早期，一般远处转移的发生率约10%。由于恶性程度高，一般预后较差，故在应对这种类型的膀胱癌时更应尽早发现并积极治疗。

71. 什么是膀胱小细胞癌，其恶性程度如何

答 膀胱小细胞癌是一种罕见的恶性肿瘤，其占膀胱恶性肿瘤患者的比例不足1%。确诊主要依靠膀胱镜检加组织活检及术后的病理组织学检查。其发生机制目前仍不是很明确，可能的病因与长期吸烟、膀胱的慢性炎症疾病相关，还可能与遗传和基因表达相关。

膀胱小细胞癌恶性程度较高，容易浸润膀胱肌层，早期就可能发生转移，预后普遍较差。

72. 什么是膀胱憩室癌，其恶性程度如何

答 膀胱憩室癌是根据异常解剖结构来定义的一种膀胱癌。膀胱憩室实际上是与膀胱相交通的凸出的膀胱壁，分为先天性憩室和后天性憩室。后天性憩室多见于中老年男性，多由于前列腺增生及尿道狭窄，使膀胱内压力增高所致。由于膀胱憩室内尿液长期残留引起炎症及结石，并对憩室内黏膜的反复刺激而引起癌变。由于膀胱憩室的壁缺少固有肌层，所以更容易穿透膀胱壁而发生远处转移。因此，膀胱憩室癌恶性程度较高，预后较差，临床应尽早诊断、尽早治疗。

73. 什么是膀胱原位癌，其恶性程度如何？

答 膀胱原位癌是膀胱癌的一种特殊类型，具有侵袭和转移潜能的高级别恶性肿瘤，占到此类膀胱癌的10%左右。

膀胱原位癌的病理学特征是膀胱黏膜层内扁平的、细胞分级较高的移行上皮内癌，累及整个黏膜层，通常伴有黏膜的典型和非典型增生。虽然定义为非肌层浸润性膀胱癌，但一般分化差，属于高度恶性肿瘤，整体预后不良。

74. 什么是膀胱脐尿管癌，为什么早期不易明确诊断？

答 膀胱脐尿管癌是一种极为罕见的恶性肿瘤，其占膀胱恶性肿瘤的比例不足1%。脐尿管是在胚胎早期形成，位于膀胱顶部和脐之间，并且在出生前闭锁。由于脐尿管的特殊位置，走行于腹横筋膜和腹膜之间的疏松结缔组织中，发病部位隐蔽，常缺乏典型临床表现，因此，早期诊断困难。在脐尿管癌早期，膀胱镜检查并不一定能发现并诊断。因此，本病的诊断主要依靠影像学检查。

另外，因为脐尿管癌起源于膀胱外，随着恶性肿瘤的进展逐渐侵及膀胱壁而表现出类似膀胱癌的症状，此时诊断的脐尿管癌往往已是晚期，多数已经发生局部或远处转移，严重者可通过血行转移至肝、肺，故预后较差。

75. 什么是膀胱内翻性乳头状瘤，其恶性程度如何

答 一般认为，膀胱内翻性乳头状瘤是良性肿瘤，起源于被覆黏膜，临床极为少见，病因不清楚。但是也有少部分的膀胱内翻性乳头状瘤会转化为膀胱移行细胞癌或同时合并有膀胱移行细胞癌。临床表现为间断肉眼血尿、不伴疼痛，与尿路上皮癌临床较难区分。治疗上因其有可转化为恶性或合并恶性可能，应手术切除，切除后可治愈。且膀胱内翻性乳头状瘤不侵及肌层，复发率低，预后一般良好，定期随访即可。

76. 膀胱非上皮性肿瘤是怎么回事

答 膀胱非上皮性肿瘤临床较少见，仅占全部膀胱癌的1%左右。非上皮性肿瘤主要发生在膀胱间叶组织，来源于肌肉、血管、淋巴、神经等，临床分为良性、恶性两大类。良性肿瘤包括膀胱平滑肌瘤、神经纤维瘤及膀胱血管瘤等。恶性肿瘤包括膀胱肉瘤、黑色素瘤和淋巴瘤等。

77. 膀胱平滑肌瘤是怎么回事？

答 膀胱平滑肌瘤是最常见的良性膀胱非上皮性肿瘤，病因尚不明确。壁间肿瘤可产生膀胱刺激症状，以血尿、排尿困难为表现，少数患者可无任何临床症状。典型的超声表现为肿瘤表面光滑，边界清晰，基底较宽，黏膜光滑连续。

78. 膀胱血管瘤是怎么回事？

答 膀胱血管瘤也是良性膀胱非上皮肿瘤，多为先天性，其中以海绵状血管瘤占多数，一般为单发的、较小的实性团块，多发生在膀胱前壁及膀胱顶壁。

79. 膀胱纤维瘤是怎么回事？

答 膀胱纤维瘤也是良性肿瘤，来源于膀胱壁的纤维组织。临床表现缺乏特异性，主要依靠影像学和病理组织活检来明确诊断。临床较少见，预后良好。

80. 膀胱非上皮恶性肿瘤都有哪些

答 膀胱非上皮恶性肿瘤主要为膀胱肉瘤、膀胱癌肉瘤和肉瘤样癌等。这些疾病都极为罕见，恶性程度极高，且都呈高度浸润性，对治疗反应不敏感，即便手术治疗后，也会很快转移，预后极差。

81. 膀胱癌容易转移吗

答 膀胱癌一般早期就会出现无痛肉眼血尿症状，多数患者会发现血尿后就诊，所以膀胱癌通常能在早期得到诊治，早期膀胱癌转移的比较少，但是如果患者早期血尿没有引起足够的重视并及时就诊，拖延很久才诊治，容易导致膀胱癌进展。晚期的膀胱癌可能会发生转移，一般有局部浸润转移、血行转移、淋巴转移和远处转移等几种方式。

82. 膀胱癌常见的转移部位有哪些？

答 膀胱癌常见转移部位为局部浸润转移，可侵出膀胱壁直接侵犯到前列腺、尿道、子宫、阴道等处，甚至侵犯到盆壁或者腹壁。淋巴转移发生最早，是最常见的转移途径，膀胱癌可转移到盆腔淋巴结，是膀胱癌转移的第一站淋巴结。晚期患者常出现血行转移，常见的转移脏器为肺、肝、骨等脏器。此外，如果行全膀胱或者膀胱部分切除手术治疗，还容易有种植转移，可以出现在手术过程中，术后在膀胱切口处或者皮肤切口下发生肿块。

83. 什么是寡转移？判定寡转移对治疗有何意义

答 寡转移是指在癌症发生转移之后，恶性肿瘤在转移阶段出现的数目和病灶所在的位置的一个特定的概念，寡转移是介于疾病的根治状态与广泛转移间的过渡阶段，是患者在一个不好的状况当中相对较好的一个阶段，提示疾病还有根治性治疗的机会。其恶性肿瘤负荷比较轻，转移器官数目不多。一般认为转移器官数目小于或等于3个，总转移灶数目小于或等于5个。有学者将可切除的寡转移灶定义为：①局限于1个器官；②转移灶不多于3处；③最大直径≤5cm；④没有肝脏转移。在以往的治疗当中如果出现了远处转移，提示病情很难治，治愈的机会非常渺茫。现在如果确定了寡转移这个疾病阶段，就可以针对寡转移的患者，进行有针对性治疗，包括手术、放化疗等，也可以达到接近根治的效果。

84. 诊断为膀胱癌后，患者如何注意心态上的调整

答 被确诊膀胱癌后，首先要注意心态的调整。许多患者在确诊膀胱癌后都会出现焦虑、抑郁等不同程度的心理健康问题，解除心理问题的办法就是对这个疾病有更多的了解。我们需要知道，膀胱癌是泌尿外科临床上最常见的恶性肿瘤之一，无数膀胱癌患者经过正确的治疗后，达到了痊愈，并未因为患膀胱癌而影响寿命。应该说，正是由于医疗技术的进步，才让膀胱癌及时早期地被诊断出来，给治疗带来机会。也由于有中西医的优势互补，至今绝大多数的患者病情得以稳定，达到临床治愈。

治 疗 篇

85. 膀胱癌的治疗原则是什么？

答 膀胱癌确定诊断后，治疗方法首先要选择手术治疗，也是最佳的选择。应根据恶性肿瘤的临床分期、病理并结合患者的全身状况，选择合适的手术方式。根据病理分期为Ta、T1及分化较好的T2期的早期膀胱移行细胞癌，经尿道膀胱癌切除是主要的治疗方法。一般用内镜电切或激光治疗，术后可采取膀胱内灌注化疗药物治疗防止复发。较大、多发、反复发作及分化不良的T2期和T3期膀胱移行细胞癌，一般要采取全膀胱切除以达到根治效果。T4期浸润性癌已失去根治性手术机会，采用姑息性放疗或化疗，主要目的是减轻症状，延长生存时间。

86. 膀胱癌的手术治疗都有哪些方法？

答（1）经尿道膀胱癌切除术：是非肌层浸润性膀胱癌的标准治疗方式，因其具有创伤小、出血少、术后恢复快的优点，是非肌层浸润性膀胱癌的首选治疗方式。

（2）膀胱部分切除术：适合位于膀胱憩室内的肿瘤或某些特殊类型的膀胱癌如脐尿管癌等，位于膀胱顶部的单发肌层浸润性膀胱癌、远离膀胱颈部及三角区并有足够手术切缘的肿瘤患者可选择膀胱部分切除术。

（3）根治性膀胱切除术：根治性膀胱切除术同时行盆腔淋巴结清扫术，是肌层浸润性膀胱癌的标准治疗方案，是提高患者生存率、避免局部复发和远处转移的有效治疗方法。

87. 膀胱癌还有哪些其他治疗方法

答（1）对于拟行根治性膀胱切除术临床分期为cT2–cT4a期，淋巴结未见转移患者，推荐新辅助化疗联合根治性膀胱切除术；对于病理分期为pT3–pT4期或淋巴结转移的患者建议术后辅助化疗。

（2）对于根治性膀胱切除术的患者术后出现复发或转移，主要治疗方法包括全身化疗、化疗联合放疗或单纯放疗等。

（3）对于肌层浸润性膀胱癌患者如不愿意接受根治性膀胱切除术，或全身状态不能耐受根治性膀胱切除手术，或肿瘤已无法根治性切除时，可选用放射治疗或化疗联合放疗。

（4）免疫治疗。阿特珠单抗作为首个被批准用于晚期膀胱癌二线治疗的PD–L1单抗，被誉为近年来晚期膀胱癌治疗的突破。

（5）厄达替尼（erdaftinib）是一种泛FGFR酪氨酸激酶抑制剂，美国FDA已批准厄达替尼用于含铂化疗失败且*FGFR2*/*FGFR3*基因改变的局部晚期或转移性膀胱癌的治疗。

（6）抗体偶联药物（antibody–drug conjugates，ADCs）是一类利用单克隆抗体（mAbs）的特异性，选择性地向表达抗原的肿瘤细胞运送有效的细胞毒性药物的治疗药物。

88. 患者手术前应该注意什么

答 患者手术前应该注意的是，是否存在较为复杂的内科疾病，如血压较高、血糖控制不佳、脑梗死、心肌梗死等。若有，应在术前予以纠正，等内科疾病较为稳定后方可手术，否则容易出现手术并发症。此外，如果患者在手术前因心脑血管疾病服用抗凝药物或者抗血小板药物，应该在入院时告知主治医师，术前应该暂时停药。

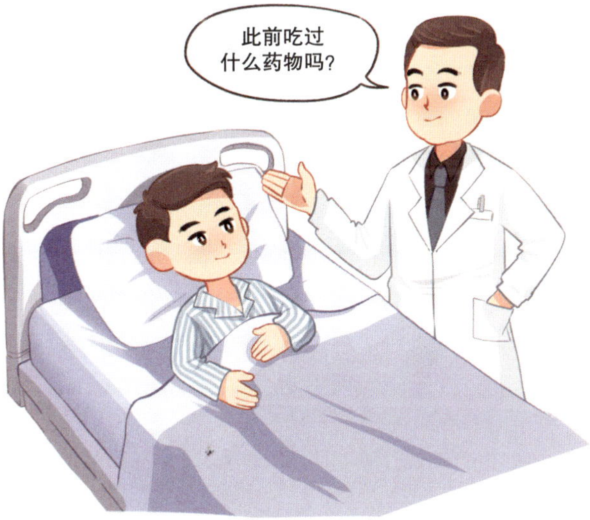

89. 什么是经尿道膀胱癌切除术

答 目前，经尿道膀胱癌切除术（TURBT）成为膀胱癌处理的基础，是治疗膀胱癌的微创治疗方式（图3）。患者身体没有刀口，主要方法就是手术器械通过尿道进入膀胱，然后切除膀胱内壁的瘤体，达到治疗的目的。同时，又可以对切除的肿瘤标本组织进行病理学检查以明确病理诊断、肿瘤分期和分级，为进一步治疗及判断预后提供依据。这种手术方式具有创伤小、操作简单、可反复进行、保留膀胱完整功能等特点。其主要适合于非肌层浸润性膀胱癌，目前是治疗非肌层浸润性膀胱癌的金标准。

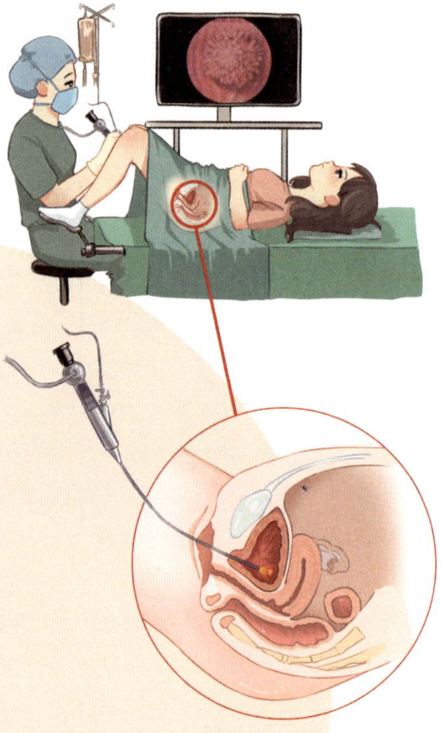

图3　经尿道膀胱癌切除术

90. 经尿道膀胱癌切除术的适应证有哪些？

答 经尿道膀胱癌切除术的适应证主要包括：影像学或膀胱镜检查发现的膀胱内肿瘤样病变，用于明确肿瘤的病理诊断和分级、分期，同时切除肿瘤。肌层浸润性膀胱癌的患者保留膀胱综合治疗的外科治疗手段及中、晚期膀胱癌的保守或姑息性治疗。

91. 什么是膀胱部分切除术？

答 膀胱是一个囊性储尿器官，给膀胱部分切除术提供了条件和可能性。膀胱部分切除术是指切除部分膀胱达到既能切除病灶，又能保留膀胱功能的目的。

92. 膀胱部分切除术的适应证有哪些？

答（1）膀胱功能正常且膀胱容量良好。

（2）首次发生肿瘤或复发为单发肿瘤，可切除肿瘤边缘1～2cm膀胱壁。

（3）少见的膀胱恶性损害，如嗜铬细胞瘤、骨肉瘤等。

（4）膀胱憩室肿瘤。

（5）不能经尿道电切的或位于经尿道手术操作盲区的单个肿瘤。

（6）肠道肿瘤浸润膀胱壁与膀胱壁发生粘连者。

（7）身体条件不耐受或不愿接受膀胱全切者。

93. 膀胱部分切除术的手术方式有哪些？

答 膀胱部分切除术的手术方式：①腹腔镜膀胱部分切除术；②开放膀胱部分切除术。

94. 什么是根治性膀胱切除术？

答 根治性膀胱切除术为肌层浸润性膀胱癌治疗的金标准，它切除的范围包括整个膀胱、前列腺、前列腺后面的精囊腺、部分的输精管、输尿管的末端，将整个膀胱及附属的器官一起切除，切除完之后需要做尿流改道。尿流改道最常见的为一段回肠代替膀胱的手术，就是将两条输尿管接到一个带血管蒂的一段回肠形成的囊袋，也就是形成类似膀胱作用的具有储尿功能的囊袋，通过皮肤造口将尿液排到体外。另外一种为原位新膀胱的手术，这种手术是将回肠或结肠做成储尿囊，然后接到尿道残端，并将两条输尿管接到储尿囊里，通过腹压可将尿液排出体外等。

95. 根治性膀胱切除术的适应证有哪些？

答（1）T2 ~ T4a，N0 ~ Nx，M0期肌层浸润性膀胱癌。

（2）卡介苗治疗无效的原位癌。

（3）高危非肌层浸润性膀胱癌。

（4）术后反复复发的非肌层浸润性膀胱癌。

（5）腺癌、鳞癌等病理类型。

（6）经尿道膀胱癌切除术和膀胱灌注治疗无法控制的广泛乳头状病变及高危非肌层浸润性膀胱癌。

（7）广基高分级T2期移行细胞癌侵犯膀胱三角区者。

96. 根治性膀胱切除同时行尿道切除的手术指征是什么？

答（1）肿瘤侵及膀胱三角区、膀胱颈或已侵犯前列腺部尿道者。

（2）术中冷冻切片证实尿道切缘或前列腺部尿道阳性者。

（3）多发性膀胱癌、肿瘤细胞分化不良或有原位癌者。

（4）同时合并有肾盂或输尿管上皮性肿瘤者。

97. 有根治性膀胱切除术的手术指征，但身体条件不能做手术怎么办

答 根治性膀胱切除术是肌层浸润性膀胱癌的首选标准治疗方法。但因身体条件不能行该手术的患者可以考虑行保留膀胱手术、化疗、放疗及联合治疗的方法。这些治疗方法对患者的打击相对较小，治疗风险相对较低。

98. 根治性膀胱切除术的手术方式有哪些

答 根治性膀胱切除术包括开放手术和腹腔镜手术，腹腔镜手术又包括传统腹腔镜手术和机器人辅助腹腔镜手术。术式包括可控性尿流改道手术（包括原位和非原位）、非可控性尿流改道手术。可控性原位尿流改道术式包括：①回肠代膀胱术；②回盲肠代膀胱术。可控性非原位尿流改道术式包括：①可控性回肠膀胱术；②可控性回盲肠膀胱术。非可控性尿流改道术式包括：①输尿管皮肤造口术；②回肠输出道术。具体采用哪种术式主治医生应根据患者的具体情况而定。

99. 根治性膀胱切除术可以用腹腔镜做吗

答 根治性膀胱切除术是泌尿外科最大的手术之一，与传统的开放手术相比，腹腔镜手术具有失血量少、操作更精细，术后疼痛轻、痛苦少、恢复快等特点。但腹腔镜根治性膀胱切除术存在手术操作空间小、手术时间长、对术者的技术要求高等特点，故术后并发症发生率高，围手术期死亡率高。但随着腔镜水平的进步与发展，国内很多医疗中心的腹腔镜操作技术提高很快，目前已经成为根治性膀胱切除术的主流手术方式。

100. 经尿道膀胱癌切除术后应注意些什么

答 经尿道膀胱癌切除术后早期患者最常见的并发症是少量血尿和膀胱刺激症状，常能自行缓解，术后需要留置数天尿管，留置尿管期间会有尿道疼痛不适及血尿，这些都是膀胱癌术后出现的正常现象，不需要过于担忧。膀胱癌术后另一个需要关注点是病理检查，病理结果一般预示着膀胱癌的预后，一般多为低级别尿路上皮癌，如果取到肌层的病理，则需要关注肿瘤是否浸润至肌层。此外术后需要定期复查，这些都需要在出院前与主治医生沟通并知晓。

101. 根治性膀胱切除术后应注意些什么?

答 根治性膀胱切除术后需要注意的事项相对较多，一般需要关注患者什么时候通气，在通气之前需要禁食水，否则容易形成肠梗阻。如果患者术后四五天仍未通气，家属可酌情让患者服用萝卜汤。在患者刚通气时，首先应先饮水，然后食用容易消化的食物。等患者肠道功能完全恢复后，可予以高蛋白、高热量、高维生素、清淡、易消化的高营养食物，满足患者营养所需，改善患者体质。术后患者早日下床活动，否则容易形成血栓性疾病，初期时可在家属帮助下活动，随后可鼓励患者自主活动，活动量以不产生劳累感为度。

102. 根治性膀胱切除术及尿流改道术后应注意些什么?

答 肌层浸润性膀胱癌患者，行根治性膀胱切除术及尿流改道术，术后生活与术前比较会发生较大的变化。如果接受可控膀胱或原位新膀胱手术，患者生活质量可能优于接受非可控性尿流改道手术患者。无论哪种尿流改道方式，术后患者都可能产生恐惧心理，主要是对排尿方式改变的恐惧及由此引起不便的担心。但患者应该逐渐认识到实施这种手术治疗的必要性及看到手术治疗的正确性，并需逐渐适应这种变化及新的生活方式。

103. 可控膀胱术后应注意些什么

答 可控膀胱术是利用一段盲结肠形成贮尿袋，回肠为输出道，开口于腹壁。其优点在于可控性，但是患者需自行间歇导尿。由于是肠管代替膀胱，术后肠黏膜分泌物较多，容易造成流出口阻塞，肠道外置也容易发生逆行感染。患者或家属应掌握放尿方法和自我护理的方法，掌握在放尿过程中出现阻塞的处理方法，注意局部卫生，学会自我插尿管，并注意无菌操作。

104. 原位新膀胱术后应注意些什么

答 原位新膀胱术是将膀胱切除以后，用肠道做成储尿囊进行手术缝合，重建与尿流改道相结合的一种手术方式。术后最大问题是排尿和储尿功能的再建和恢复，患者常需要卧床排尿，排尿姿势的变化是患者生活的最大改变。为了达到排尿通畅的目的，患者要训练和学会利用腹压协同会阴肌的收缩进行排尿。

无论哪种术式，术后的生活方式都应该以有利于全身的康复及手术局部的恢复、能适应新的排尿方式和防止癌症复发为标准。

105. 膀胱癌术后患者家属应做些什么

答 患上膀胱癌后，很多患者往往会遭受极大的打击，心理较为脆弱，而膀胱癌患者术后又时常担心手术效果，很容易出现紧张、焦虑、抑郁、绝望等负面情绪，影响术后生活质量，甚至治疗效果。因此，患者家属在手术后一定要注意患者的心理变化，并给予充分的精神、心理支持，鼓励患者说出心中感受，给予纠正、指导，让患者保持积极、乐观的心态。如果发现无法纠正的心理障碍，需要及时告知主治医生，让医生出面沟通交流。

106. 为什么有些患者经尿道膀胱癌切除术后短期内又做了二次电切

答 首先经尿道膀胱癌切除术适用于初次、单发或多发的低级别的膀胱癌患者。经尿道膀胱癌切除术要求术中电切深度达到膀胱肌层，目的是尽量切除肿瘤组织，减少术后的复发。但是，膀胱癌本身是一个多中心、多灶性肿瘤，术后很容易原位或异位复发。因此临床上，非肌层浸润性膀胱癌切除术后相当多的复发是由于肿瘤残余造成的。因此，对非肌层浸润性膀胱癌在首次切除术后，短期内进行二次电切。特别是对那些高风险的T1期膀胱癌，可以降低术后肿瘤复发率和进展率，并且可以获得更准确的肿瘤病理分期。

107. 经尿道膀胱癌切除术后哪些情况下适合短期内二次电切

答 符合以下情况者建议行二次电切：首次切除不充分，首次电切标本中没有肌层组织，T1期肿瘤，G3肿瘤，单纯原位癌除外。二次电切可以使T1期膀胱癌患者术后膀胱癌复发率由63.24%降至25.6%。肿瘤进展率由11.76%降至4.05%。

关于二次电切的时间和方案暂无一致的观点，大多数推荐术后2 ~ 6周行二次电切，手术中对原肿瘤部位需要再次切除。

108. 膀胱癌术后为什么还会复发

答 与其他常见恶性肿瘤不同，膀胱癌往往在膀胱内多个部位都会发生，有时候刚诊断时就有好几处恶性肿瘤。这种情况即使治疗的过程中医生切除了肉眼可见的恶性肿瘤，但是还会存在一部分潜藏的癌细胞并随时有可能在膀胱的其他部位重新聚集成癌。其次，也有患者肿瘤本身的因素，肿瘤直径大于3cm，数目多于3个，肿瘤浸润深度到了黏膜固有层，以及膀胱癌病理属于高级别或者肿瘤里面基因有突变等都是膀胱癌复发的高危因素。再次，第一次手术做的不够彻底也是容易复发的因素，因为膀胱癌有时候表现为地毯样或者扁平苔藓样，有时候在膀胱镜下会漏掉部分恶性肿瘤。还有就是患者的生活习惯不良，认为手术后就彻底康复了，于是就开始大吃大喝，喝酒抽烟，经常熬夜，这无疑为膀胱癌复发制造了条件。

109. 膀胱癌术后容易复发的危险因素有哪些

答 目前认为膀胱癌术后复发的主要危险因素包括以下几点：肿瘤的数量、大小、分期、分级、复发的频率及是否存在原位癌，与复发相关的主要危险因素为肿瘤的数量（≥8个）和复发的频率（>1次/年）。另外，术前有吸烟史及复发时无症状，为男性膀胱癌术后复发的独立危险因素。

目前根据复发和进展的风险不同，将非肌层浸润性膀胱癌（NMIBC）分为以下三组，危险度越高，越容易复发转移（表4）。

表4 NMIBC风险分组

危险分层	定义
低危NMIBC	原发、单发、TaG_1（低级别尿路上皮癌）；直径＜3cm，没有CIS（恶性程度高的原位癌）（注：必须同时具备以上条件才是低危非肌层浸润性膀胱癌）
中危NMIBC	所有不包含在低危和高危分类中的NMIBC
高危NMIBC	以下任何一项：①T1期肿瘤；②C3（或高级别尿路上皮癌）；③CIS；④同时满足：多发、复发和直径＞3cm的TaGIG2（或低级别尿路上皮癌）

110. 预防膀胱癌术后复发都有哪些方法？

答 预防膀胱癌术后复发的方法有如下几种。

（1）膀胱灌注化疗药物：膀胱癌切除术后可以用膀胱灌注化疗药物治疗降低复发率，目前常用的药物有丝裂霉素、吡柔比星、吉西他滨等。术后膀胱内灌注化疗药可使复发率降到25% ~ 40%。

（2）膀胱灌注卡介苗（BCG）：膀胱灌注卡介苗是预防膀胱癌复发的另一种药物，其作用机制是一种免疫治疗，降低复发率效果更好。对于具有高危非肌层浸润性膀胱癌患者，卡介苗膀胱灌注免疫治疗是目前推荐的更有效的治疗方法。

（3）中医药：可以通过中医辨证论治，运用中药治疗来提高机体免疫功能，抑制膀胱癌细胞，减少并发症及化疗放疗的毒副反应，改善膀胱癌患者生存质量，预防、延缓膀胱癌复发、转移。

（4）吸烟是目前最为肯定的膀胱癌致病危险因素，30% ~ 50%的膀胱癌由吸烟引起，患了膀胱癌以后一定要戒烟。

111. 什么是膀胱灌注治疗？

答 膀胱表浅癌经尿道手术后复发率比较高，有综合报道6组长期随访5、10、15年膀胱癌复发率依次为65%、81%和88%。膀胱灌注治疗是为了表浅膀胱癌术后预防或延长膀胱癌复发时间，消除残余肿瘤和原位癌。膀胱灌注的方法是将化疗药或免疫制剂卡介苗通过导尿管注入膀胱，灌注药物前患者尽量少饮水，以减少尿对灌注药物的稀释。灌注后拔出尿管，至少保留40分钟至1小时后排尿。

112. 膀胱灌注化疗药物的作用机制是什么？

答 膀胱灌注化疗药物的作用机制是阻断癌细胞增殖的某个环节，从而抑制和杀伤癌细胞，预防膀胱癌复发。

113. 膀胱灌注卡介苗的作用机制是什么？

答 如果化疗药物灌注是一种被动的防御，那么免疫治疗就是一种主动的防御。目前多用的卡介苗（减毒的活结核分枝杆菌）膀胱灌注，灌注分两个阶段即诱导阶段和维持阶段。人体膀胱的免疫细胞还不认识结核分枝杆菌，所以第一次膀胱灌注后许多人没什么感觉。活的结核分枝杆菌进入膀胱后，会吸附在膀胱黏膜上，刺激人体的特异性免疫，人体的巨噬细胞吞噬结核分枝杆菌后，将其抗原信息传递给免疫活性细胞，使T细胞分化增殖，形成致敏淋巴细胞。由于结核分枝杆菌是减毒的，所以一般不会引起结核病。当膀胱黏膜再遇到结核分枝杆菌感染时，巨噬细胞和致敏淋巴细胞迅速被激活，直接杀伤、吞噬和诱导体液免疫因素一起来对抗结核分枝杆菌，而在这个免疫反应过程中，免疫细胞也能主动杀灭可能复发的癌细胞。

114. 膀胱灌注的基本治疗方案是什么?

答 灌注化疗药物通常为每周1次，持续8周，之后进行维持灌注治疗，每月1次，维持12个月。

卡介苗的免疫灌注治疗一般是在手术伤口完全愈合后才能开始灌注，开始时每周1次，进行6次灌注，称为诱导灌注，而后进行维持灌注治疗。在6次诱导灌注后，每2周1次，共进行3次强化灌注，然后开始每月1次维持灌注，一共10次，1年共计19次。

115. 膀胱灌注需要注意的问题有哪些?

答 需要注意的是膀胱灌注化疗药物或灌注免疫治疗药物的时间也不是一成不变的，临床上也需要根据个体差异进行调整，如果患者的膀胱刺激症状比较严重，也可以缩短在膀胱内保留的时间，或延长药物灌注之间的间隔。否则患者可能会出现灌注导致的严重化学性膀胱炎或结核性膀胱炎，不能维持继续灌注，被迫中断疗程，治疗效果反而下降。在进行膀胱灌注之前注意不要喝太多的水，否则在灌注过程中会产生多量的尿液，这不仅会稀释灌注治疗所用的药物，还会使药物达不到治疗的浓度，而且膀胱尿量的增多也会使患者达不到需要灌注保留的时间，也无法达到期望的治疗效果。

116. 为什么膀胱灌注治疗期间还有复发现象？

答 膀胱癌患者术后很容易复发，术后膀胱灌注治疗可以大大降低由于癌细胞播散而引起的复发，目前常用的膀胱灌注方法有化疗药物和免疫治疗，具体药物前文已叙述。这些药物的作用机制是阻断癌细胞增殖的某个环节，从而抑制、杀灭细胞，但是同样不可能完全杀灭所有癌细胞，而未被清除的癌细胞仍然可以导致非肌层浸润膀胱癌切除术后复发、转移。膀胱癌术后膀胱内灌注化疗药或卡介苗治疗可使复发率降到25% ~ 40%，但是却只能降低膀胱癌的复发率，不能彻底解决膀胱癌复发的问题。

117. 膀胱灌注化疗药预防膀胱癌术后复发的优缺点是什么？

答 经多年临床观察，膀胱灌注化疗药物可降低膀胱癌复发的风险。但是化疗药物膀胱灌注的不良反应主要还是一些局部炎症，患者在化疗以后比较容易产生膀胱炎，一般化疗灌注一到两天有明显的尿频、尿急的症状，而且排尿的时候会有尿痛症状，通过膀胱镜检查可以看到患者的膀胱黏膜有广泛的水肿。膀胱灌注也可导致严重的血尿。

118. 膀胱灌注卡介苗预防膀胱癌术后复发的优缺点是什么

答 目前已经明确应用膀胱灌注卡介苗的免疫治疗可降低非肌层浸润性膀胱癌的复发和进展的风险，总的来讲，卡介苗的预防效果较化疗药物更好一些。

但是应用卡介苗治疗也有其缺点。卡介苗是一种活菌苗，所以不能用于免疫系统受到抑制的人，如移植或艾滋病患者，使用泼尼松治疗的患者，还有其他情况导致免疫功能降低的患者。这些患者用后容易诱发结核病。此外，当有肉眼血尿时也不应使用，否则细菌入血也会诱发结核病。比起化疗药物，卡介苗膀胱灌注不良反应更多且重，可出现膀胱炎、血尿及发热甚至有不同程度的盗汗症状，这些是轻度的结核菌感染症状。也有卡介苗败血症和肉芽肿性前列腺炎等严重并发症，部分患者因反应严重而被迫中止灌注。

119. 膀胱灌注化疗药或卡介苗后患者为什么会出现尿路感染？

答 几乎所有膀胱癌术后灌注的患者，都会出现不同程度的尿频、尿急、尿痛，这是因为在向膀胱内灌注药物时，需要尿道插入导尿管，有可能导致尿道黏膜损伤引起症状。灌注的化疗药物或者生物制剂卡介苗会反复刺激到膀胱黏膜，可以引起化学性膀胱炎或免疫反应性膀胱炎。另外，黏膜损伤会降低尿路黏膜的抗菌能力，而尿路中的细菌及可能的其他致病因素将引起尿路感染。当灌注治疗后出现尿频、尿急、尿痛时，需要到医院做尿常规、尿培养检查，更有助于鉴别这些症状是感染还是药物刺激引起的。

120. 膀胱灌注化疗药或卡介苗后患者出现尿路刺激症状怎么办

答 膀胱灌注化疗药或卡介苗后患者出现尿路刺激症状也就是膀胱炎症，可根据严重程度，推迟或停止灌注就会好转。如果发生严重的刺激症状或发热等全身症状应该停止灌注，如果症状在几天内改善，可以继续灌注。如果症状持续或恶化需要延迟灌注，进行尿培养及药敏试验，根据结果调整治疗。如果症状持续，短时间暂停灌注，一般不会直接导致膀胱癌的复发，等症状接近正常时就可以恢复灌注治疗。如果症状一直没有好转，就要完全停止灌注治疗，但可能会增加复发的概率。

另外，灌注后患者应多饮水，其目的是加速尿液生成，起到生理性膀胱冲洗作用，以保护膀胱黏膜，避免造成化学性膀胱炎、尿道炎。

121. 什么是膀胱癌新辅助化疗

答 膀胱癌新辅助化疗的定义是：明确的局部治疗（根治性膀胱切除术）之前，给予的化疗称为新辅助化疗。

122. 膀胱癌新辅助化疗适合什么样的患者

答 膀胱癌新辅助化疗主要针对年龄较轻的、高危、T3或T4期的膀胱癌患者。但对于70岁以上的老年患者，约1/3不能完成新辅助化疗。同时老年患者出现4级不良反应的比例增高，因此，在应用这种治疗时要做充分考虑。

123. 膀胱癌新辅助化疗的优缺点是什么

答 膀胱癌新辅助化疗的优点：可以了解肿瘤对化疗的敏感性，以及化疗可以使无法手术的肿瘤降期。近年临床研究证实局部晚期膀胱癌患者中，新辅助化疗组总的中位生存期可以提高大约2.5年。

膀胱癌新辅助化疗的缺点：建立在临床分期的基础上，而不是病理分期，存在分期误差，以及局部治疗延迟。

124. 什么是膀胱癌靶向治疗？

答 膀胱癌的靶向治疗是指运用靶向药物治疗膀胱癌。靶向药物是一种新型的药物，它可以通过多种机制选择性杀伤肿瘤细胞，从而在杀灭肿瘤细胞的同时，减少对正常细胞的伤害。因此，靶向治疗具有疗效好、副作用小的特点，是一种比较理想的治疗恶性肿瘤的方法。

125. 靶向治疗的发展历程是怎样的？

答 随着对基因组和分子生物学研究的深入，科学家对于肿瘤的发生发展也有了更多的认识，从而针对性地研发了分子层面的治疗药物，即靶向药物。1998年，首个靶向药物曲妥珠单抗问世。2001年，甲磺酸伊马替尼成为第一个投入临床使用的小分子靶向药物。此后，各种不同机制的靶向药物相继被研发出来，至今在我国已上市的靶向药物有几十种。目前，科学家们仍在努力研发新型的疗效更好的靶向药物以治疗恶性肿瘤。

126. 靶向药物的适应人群有哪些？

答 靶向药物有其适用人群，在临床上主要针对肌层浸润性膀胱癌患者拒绝行膀胱切除术或身体条件无法耐受手术的患者。仅有部分患者可以从靶向治疗中获益。

127. 靶向治疗前需要做哪些准备？

答 开始靶向治疗前多需进行免疫组化、基因检测等各类分子检测以评估患者是否可以从靶向治疗中获益。并评估患者是否有可以对应的靶点，并综合病情、药物反应、经济条件等多方面考虑，选择最恰当的治疗方法。

128. 靶向治疗前为什么要做基因检测？

答 使用靶向药物前必须要做基因检测，以找出基因突变的位点才能对应致癌点行靶向治疗。如果患者存在基因突变的情况，使用靶向药进行治疗，效果一般优于放疗或化疗，做基因检测能有效提高靶向药的疗效。

129. 靶向药物有几类？应如何选择

答 根据靶向药物的不同可分为以下三类。

（1）小分子抑制剂：主要是口服药物，包括吉非替尼、奥希替尼、安罗替尼等药物。

（2）抗体偶联药物：抗体偶联药物主要通过静脉输注进行，将抗体与化疗药物相结合，使得化疗药物精准地释放于肿瘤细胞内，从而杀伤肿瘤细胞。典型的药物包括TDM-1，DS-8201，RC48等。

（3）特异性结合肿瘤细胞表面抗体的靶向治疗：此类靶向药物多数为单克隆抗体，它与肿瘤细胞抗原特异性结合，通过阻断细胞增殖、诱导免疫应答，产生抗体依赖性细胞介导的细胞毒作用杀伤肿瘤细胞。此类药物有曲妥珠单抗等。

130. 基因检测匹配不上靶向药怎么办？

答 若基因检测未匹配到适合的靶向药时，可以采用其他治疗手段（如化疗、免疫治疗）或临床试验等替代方案，结合动态监测和中医药治疗。具体应对方案如下。

（1）常规治疗替代方案：①化疗或放疗。针对无靶向药适应证的患者，传统化疗或放疗仍是主要治疗方式，可根据膀胱癌类型和分期制定方案。②免疫治疗。免疫治疗是通过重新启动并维持肿瘤-免疫循环，使机体正常的抗肿瘤免疫反应恢复，来达到清除与控制肿瘤的目的，能抑制恶性肿瘤的复发和转移，改善患者生存质量。

（2）临床试验：部分临床试验针对特定基因突变，即使未匹配现有靶向药，也可能通过入组试验获得新药或联合治疗的机会。

（3）动态监测与多学科会诊：①基因动态检测。肿瘤基因可能随治疗或时间变化，定期复查可能发现新突变，为后续治疗提供依据。②多学科会诊。联合病理科、放射科、肿瘤科医生等，重新评估检测结果和治疗方案，避免漏检或误判。

（4）中医药治疗：中医认为恶性肿瘤的发生是正气亏虚、邪气亢盛导致，而中药具有活血化瘀、扶正固本的功效，能够增强机体抗病能力，并且还可以改善由于癌症带来的疼痛等症状，在一定程度上延长患者生存时间及提高生活质量。

131. 靶向治疗的副作用大吗？

答 靶向治疗相较化疗、放疗等方法，其恶心、呕吐、脱发、骨髓抑制、黏膜损伤、肝功能异常的副作用小，程度轻，患者耐受性更好，相较于中医药治疗，疗效更为确切。整体来说治疗疗效满意，可以明显提高患者的生活质量。

132. 靶向治疗和化疗有什么区别？

答 两者有本质区别。靶向治疗是指运用靶向药物治疗肿瘤，靶向药物是一类针对肿瘤发病机制的化学药物，它可以精确地与肿瘤细胞的致癌位点结合并发挥杀伤作用，从而在杀灭肿瘤细胞的同时减少对于正常细胞的伤害，不良反应轻。

化疗是应用化学药物治疗恶性肿瘤，在杀灭恶性肿瘤细胞的同时，也会损伤正常细胞，因其副作用较大可导致恶心、呕吐、脱发、骨髓抑制、肝功能异常等不良反应，有的患者因不良反应很重而不能耐受。

133. 什么是肿瘤的免疫治疗

答 肿瘤免疫治疗就是通过增强或激发自身的免疫功能，来攻击和消灭肿瘤细胞。与传统的手术、放疗和化疗相比，肿瘤免疫治疗更加注重调动患者自身的免疫系统，实现个体化治疗，因此具有很高的安全性和耐受性。

134. 肿瘤免疫治疗有几种类型

答 根据治疗机制的不同，肿瘤免疫治疗可以分为以下几种类型。

（1）细胞免疫治疗：这种治疗主要是通过培养和扩增患者自身的免疫细胞如T细胞、NK细胞等，使其具备更强的抗肿瘤能力，并回输到患者体内，以达到清除肿瘤细胞的目的。

（2）抗体免疫治疗：主要是通过注射具有抗肿瘤活性的抗体药物，如PD-1抑制剂、CTLA-4抑制剂等，来抑制肿瘤细胞的生长和扩散，同时激活机体免疫系统增强抗肿瘤作用。

（3）疫苗免疫治疗：是利用肿瘤细胞或肿瘤相关抗原制成疫苗，通过注射给患者刺激机体产生特异性免疫反应，从而达到治疗肿瘤的目的。

135. 抗体免疫治疗具体是如何发挥作用的？

答 PD-L1单抗免疫治疗是PD-L1单抗通过结合并封闭癌细胞上的PD-L1，解除T细胞的抑制，使T细胞可以杀灭癌细胞，从而发挥抑制癌症的作用。正常情况下，T细胞依靠表面的T细胞受体，识别癌细胞表面的抗原，杀死癌细胞。但是，如果癌细胞有PD-L1，就可以结合T细胞表面的PD-L1，达到麻醉T细胞的效果，让T细胞不能捕杀癌细胞。PD-L1抑制剂则阻止了癌细胞获得免疫逃逸。目前常用的PD-L1单抗有阿替丽珠单抗、阿维单抗、帕博利珠单抗等。

136. 肿瘤免疫治疗都有哪些优势？

答 肿瘤免疫治疗具有高度个体化特点，能够根据患者的具体情况制订个性化的治疗方案，提高治疗效果。另外，肿瘤免疫治疗副作用相对较小，不会像化疗、放疗等方法那样，对患者造成较大的身体损伤。同时肿瘤免疫治疗具有长期疗效，能够持续激发机体免疫功能，有效防止恶性肿瘤复发和转移。

137. 肿瘤免疫治疗的局限性是什么？

答 肿瘤免疫治疗也存在一定的局限性，如部分患者对免疫治疗药物不敏感，无法取得理想的治疗效果。同时，免疫治疗药物价格较高，也给部分患者带来了经济压力。因此，在选择肿瘤免疫治疗时，需要根据患者的具体情况进行综合考虑制订最适合患者的治疗方案。

138. 哪些膀胱癌患者适合接受免疫治疗？

答 适合接受免疫治疗的膀胱癌患者，一是晚期患者，尤其是经过手术、放疗、化疗等多种治疗方法后仍无法控制病情的患者。二是合并有其他疾病、无法接受传统治疗的患者。三是恶性肿瘤复发或转移的患者，免疫治疗可以作为辅助治疗手段提高治疗效果。

139. 免疫治疗和靶向治疗的区别有哪些

答 免疫治疗是指通过调节机体的免疫系统，增强机体对于肿瘤细胞的识别和清除从而达到治疗肿瘤的目的。常见的免疫治疗药物有PD-1抗体、PD-L1抗体、CTLA-4抗体、CAR-T细胞治疗等。

靶向治疗是指运用靶向药物治疗某些肿瘤。靶向药物按照药物的分子大小可分为“大分子单克隆抗体”和“小分子化合物”，部分大分子单克隆抗体药物是加强机体的免疫功能以对抗肿瘤细胞，其机制可以归类为免疫治疗的范畴。因此，免疫治疗和靶向治疗是两种不同的治疗方法，但部分靶向治疗在药物机制上属于免疫治疗。医生会根据患者的病情选择合适的治疗方案，有时也可以联合应用。

140. 膀胱癌患者在什么情况下需要做放疗?

答 放疗是通过放射线照射杀死肿瘤细胞。但由于膀胱癌对放疗不敏感，主要用于改善症状的姑息性治疗。适应证有以下几个方面。

（1）术后放射治疗：膀胱癌术后肿瘤残存，切缘不净，膀胱外受侵或侵犯盆腔周围器官，或淋巴结转移。

（2）术前放射治疗：要求保留膀胱，但肿瘤较大，放化疗后肿瘤缩小后再手术。T2b ~ T3a肿瘤消失可不手术，继续放化疗。

（3）根治性放射治疗：患者不能耐受手术，或有选择的早期膀胱癌可行根治性放射治疗。

（4）组织间插植照射：配合外照射或单纯组织间插植照射。

（5）姑息性放射治疗：可在膀胱出血、盆腔疼痛、脊髓压迫、淋巴结转移引起的水肿或疼痛情况下采用。

141. 膀胱癌患者在什么情况下需要做化疗?

答 对那些无手术适应证，因肿瘤较大或侵犯较深暂时无法手术或者身体条件较差无法手术的患者，可以考虑行膀胱癌化疗。

142. 膀胱癌的化疗方式有哪些？

答（1）膀胱内灌注化疗：就是把化疗药通过尿管注入膀胱内杀死肿瘤细胞的治疗方法。适用于表浅肿瘤效果最好，对已有深部浸润的病灶不能发挥良好的治疗作用。

（2）全身化疗：就是静脉输入化疗药，药物随着血流到达肿瘤病灶杀灭肿瘤细胞的治疗方法。用于局限期的肌层浸润性膀胱癌在行根治性手术前后使用，可以达到降期、提高手术切除率、延长生存期的目的。

（3）膀胱动脉灌注化疗：是用化疗药物通过导管输入到支配膀胱癌灶的血管内起到化疗作用，优点是化疗作用集中，对全身的影响小。

143. 化疗没有反应是好事还是坏事?

答 化疗是一种全身治疗手段，这些药物到达其他脏器时也会产生相应的毒副作用，引起不同的不良反应。最多出现反应的是造血系统、消化系统和泌尿系统等。故可以出现血象降低、胃肠道反应（如恶心、呕吐等），也可以出现肾功能损害，以及发热、乏力等全身症状。

但由于个体差异和体质差异，也有部分患者化疗没有显著的不良反应，只能说明化疗药物对肿瘤外的脏器影响不大。它并不说明对肿瘤的杀伤作用也不大。化疗效果的好坏与副作用的大小并无直接联系，化疗效果需要通过血液检查或影像学等检查明确。因此，化疗反应出现与否、轻重与否，这些都是不同患者的不同表现，所以不必太过担心。

144. 膀胱癌患者在什么情况下可以做介入治疗?

答 所谓介入治疗就是把给膀胱供应血流的动脉或给肿瘤供应血流的动脉栓塞封堵住，使膀胱或肿瘤没有血供，进而导致肿瘤坏死的一种姑息性的治疗。这是新近发展比较快的一种治疗方法，也可用于膀胱癌的治疗。有些膀胱癌患者由于发现比较晚，肿瘤比较大，不利于马上手术；也有些患者由于身体其他疾病受限，不能手术；或者有些患者不愿意手术，都可采用介入治疗的方式来进行辅助治疗。

145. 膀胱癌介入治疗的作用机制是什么？

答 膀胱癌介入治疗主要通过血管途径来进行，也就是从患者腹腔沟的股动脉穿刺，送入一根很细的管子，到双侧的髂内动脉，通过髂内动脉的造影，找到明显的肿瘤供血血管，用微导管进到这些血管内，然后做栓塞，也就是把血管封堵住，这样出血就会得到控制。同时也可以把化疗药物注入肿瘤供血的血管中，通过增加肿瘤局部的药物浓度，达到杀灭癌细胞的目的。由于增加的是局部的药物浓度，不仅可以提高局部疗效，还能减小全身的药物反应。

中 医 篇

146. 中医思维的基本认识是什么?

答 疾病的发生与发展是正气与邪气斗争的过程，这是中医对疾病的基本认识。正气充沛，则人体有抗病能力，疾病就会减少或不发生；若正气不足，疾病就会发生和发展。因此，治疗的关键就是要改变正邪双方力量的对比，扶助正气，祛除邪气，使疾病向痊愈的方向转化。

147. 中医对肿瘤的认识是什么?

答 中医是怎么认识肿瘤的呢？首先我们了解一下中医是怎么称呼肿瘤的。古人给肿瘤起名，大多还是根据肿瘤所发生的部位命名。根据中医文献记载，口唇部的恶性肿瘤称为“茧唇”，食管癌吞咽困难时称为“噎膈”，胃脘部的恶性肿瘤称为“痞气”，腹中恶性肿瘤称为“癥瘕”“积聚”，肝癌称为“肝积”，肺癌称为“肺积”，乳腺肿瘤称为“乳岩”，妇人下腹部肿瘤称为“肠覃”，膀胱癌称为“血淋”，阴茎癌称为“翻花疮”等。从上述肿瘤病名可以看到，中医主要是根据肿瘤的部位、形状、病机等因素对其命名。

148. 中医对膀胱癌的认识是什么？

答 由于时代的条件所限，传统中医对膀胱癌没有专门论述，主要是根据膀胱癌主要症状和体征，称为溺血、癃闭、血淋等。中医学对本病的认识可追溯到中国两千多年前的《黄帝内经》，如《素问·宣明五气论》说："膀胱不利为癃……"；《丹溪心法·溺血》说："大抵小便出血……痛者谓之淋，不痛者谓之溺血"，从而将尿血与血淋做了进一步的区分。并认为本病为长期受毒邪侵袭而致脾肾两亏，水液代谢失常，湿热瘀滞下注膀胱而致尿频、尿急、尿痛。热灼络脉，迫血妄行，或气虚摄血无力而致血离经脉发为血淋、溺血。因而在临床上对其相应症状有较多治疗经验。

149. 膀胱癌的中医病因病机是什么？

答 中医认为膀胱癌的病因病机与我们体内的毒邪过盛有关，而膀胱是传化糟粕（尿浊）之器官，尿液中含有人体代谢后的废物，由于年老肾气逐渐衰退，致膀胱抗邪能力降低，水液排泄障碍使代谢废物积污在膀胱至虚之处留着，进而形成肿瘤发生的条件。膀胱癌术后尿液中毒物含量过高（如吸烟所致）是膀胱癌复发的诱导因素。另外，瘀血是人体气血运行失常的直接产物，是肿瘤形成的形质基础，如《释名·释疾病》说："瘤者，流也，血流聚所生瘤肿也"。《医林改错》说："结块者，必有形之血也。"再有膀胱为水湿之经，在膀胱癌病理变化过程中，痰作为有形质的病理产物，与瘀共同导致癌肿的病理变化，因而肿瘤往往表现出痰瘀互结病机。

150. 对于治疗肿瘤采用的中医扶正祛邪治则是什么意思

答 扶正祛邪是中医对肿瘤治疗的基本治则，扶正指补养、扶助人体正气；祛邪指直接祛除人体脏腑经络肌表、腠理的邪气。我们已经阐明肿瘤是一个虚病，扶正应该贯穿肿瘤治疗的整个环节，通过扶助正气从而达到祛除机体病邪作用。膀胱癌的产生，虽为毒邪留着及病理产物滋生损害直接造成，却以肾、脾、肺三大体系虚损所致体内病理产物的产生和抗病、修复能力的下降为根本原因。无论是为了减少病理产物的产生，还是增加机体的抗病、修复能力，首先均应补益人体脏器虚损，扶助正气。具体可根据患者的情况予以健脾、益肺、补肾的治法治疗。

151. 中药治疗肿瘤的作用机制是什么

答 多项研究表明，中药治疗肿瘤的机制包括：抑制癌细胞DNA的合成，抑制癌细胞的分裂，诱导肿瘤细胞凋亡，而且还能提高机体免疫功能，间接地抑制肿瘤生长。中药不仅治疗肿瘤有其实验依据，而且多项研究还发现中药复方如四君子汤、升白汤，单味中药如猪苓、灵芝多糖等均对膀胱癌具有较好的疗效。归纳一下，这些药物的作用机制主要是通过以下几方面起到治疗作用的：①抑制肿瘤血管形成；②调节机体免疫功能；③抑制膀胱癌细胞增殖；④诱导膀胱癌细胞凋亡；⑤降低膀胱癌细胞转移能力等。总之，中药抗肿瘤方面的机制是多方面的，其作用具有高效、低毒性、多靶点、多途径等多个特点。

152. 中药有降低膀胱癌细胞转移能力的作用吗

答 具有侵袭性是恶性肿瘤主要特点之一，分化程度越低，其侵袭能力越强。通过小块恶性肿瘤组织脱落、溶解和侵入周围组织、血液、淋巴组织等方式，导致癌症扩散和转移。因此，降低癌细胞转移能力可大大减轻其危害性。研究显示，山楂中的槲皮素在对膀胱癌细胞迁移作用中，不同剂量组槲皮素作用细胞24小时后，均有不同程度的生长抑制作用，槲皮素处理后的细胞内基质金属蛋白酶2表达下降，并抑制其活性，呈现出剂量依赖性，这可能为其降低癌细胞转移的机制所在。

153. 中医治疗膀胱癌的哪个阶段效果最好

答 中医在降低恶性肿瘤的复发率、缓解膀胱刺激症状和减轻放化疗副作用、提高生存质量方面有肯定疗效。在治疗中所起作用的大小、见效的明显与否与膀胱癌所处的阶段有关。一般来说，非肌层浸润性膀胱癌术后或行膀胱部分切除术后，此阶段是中医治疗效果最好的阶段。此时积极配合中医治疗，对降低恶性肿瘤复发概率有重要意义，也是最佳的治疗策略。因为此阶段膀胱内原发病灶已去除，但恶性肿瘤复发的风险较高。用中医的思维换言之，就是“邪气已去而未尽，正气尚存”，“炉烟虽熄，灰中有火”，恐“死灰复燃”。此时中医正好发挥祛尽余邪、扶助正气，减少恶性肿瘤复发概率的作用。但并非膀胱癌的其他阶段就不适合中医治疗，无论是对手术前的血尿，还是在促进术后康复，或减轻放化疗后的不良反应方面，中医都有积极作用。对恶性肿瘤已经多处转移，一般情况较差的晚期患者，中医也能起到减轻痛苦、改善生活质量、尽可能延长寿命的作用。

需要注意的是，即便是处在中医治疗效果最好的阶段，中医治疗也不能取代膀胱灌注等其他治疗，中医与西医手术、放化疗及其他治疗手段并不冲突，应彼此配合进行。

154. 晚期膀胱癌用中药治疗有效果吗

答 膀胱癌发展到晚期会出现转移现象，严重影响到患者身体功能及生活质量，此时多已不能手术或勉强进行手术治疗又会对患者造成较大伤害。在这种情况下，临床上采取中医保守治疗方法也还是能够取得一定疗效的。

膀胱癌从中医学角度可以概括为“癃闭”“血淋”等范畴。中药不仅能够有效地抑制肿瘤血管形成、增强自身机体抵抗力、抑制癌细胞转移、诱导癌细胞凋亡，对疾病康复有着很重要的促进作用。

中药可以从整体调节患者机体免疫力和抵抗力，从而对病灶的扩散和转移产生抑制功能，降低膀胱癌病灶的复发率和转移率，并降低了不良反应和其他并发症的发生率，从而提高患者的生活质量，改善膀胱功能，是晚期膀胱癌治疗的主要方法之一。

155. 中药对晚期膀胱癌引起的疼痛有作用吗

答 对晚期膀胱癌造成的疼痛，中药是有积极治疗作用的，能减少患者对成瘾性镇痛药物的依赖，减少药物对肝肾功能的损伤。在扶正的同时，如果效果较佳，一般情况趋于稳定和好转，也可酌情增加散结、解毒等治法，对其他治疗起到增效减毒的作用，达到延长患者生存期，提高生活质量的目的。应该说，膀胱癌晚期用中药治疗不仅是有作用的，而且在患者对其他治疗难以耐受的情况下，中药对延长患者生存时间，提高生活质量的意义显得更加重要。

156. 中医药能够治疗比较大的膀胱癌吗

答 中医药治疗膀胱癌的优势在于预防非肌层浸润性膀胱癌的复发，减轻术后膀胱灌注引发的化学性膀胱炎症状，减轻放化疗继发的骨髓抑制、腹泻、乏力等副作用，提高机体抗病能力。

但中医药不是万能的！根据膀胱癌2002 TNM分期（UICC），体积比较大的膀胱癌一般应归属于T3期肿瘤侵犯膀胱周围组织，或T4期肿瘤侵犯以下任一器官或组织，如前列腺、子宫、阴道、盆壁和腹壁。这个阶段的膀胱癌应首先采用西医综合治疗方法，中医药可以作为辅助治疗方法，不能单纯使用中医药治疗。

157. 在膀胱癌治疗上应怎样做到中西医结合?

答 在治疗膀胱癌的中西医取舍上，理性的选择是：非肌层浸润性膀胱癌，尽早行膀胱癌切除术或膀胱部分切除术，术后应采用中西医结合治疗，膀胱灌注化疗药物与中药治疗缺一不可，尽可能防止膀胱癌复发。浸润性膀胱癌应行根治性膀胱切除术及尿流改道手术，术后可辅以中医治疗，防止并发症，提高生活质量。若膀胱癌侵犯到浆膜层以外，以及周围脏器，或出现淋巴结及远处转移，可选择放疗、化疗或靶向治疗等。同时应积极配合中医治疗，改善整体情况，提高机体对其他治疗的耐受能力，为其他治疗争取机会，达到延长患者生存期、提高生活质量的目的。

158. 膀胱癌不做手术单用中医药治疗可以吗

答 对符合手术指征，处在手术治疗的合适时机，身体状况也具备手术耐受能力的情况，直接放弃手术，单用中医药治疗的做法是不可取的。我们需要正确认识几方面的问题：第一，从人们的观念上看，应该明白，中医治疗与手术同是治疗疾病的一种手段，二者并不冲突，也不存在一个取代另一个的道理。在科技发达的今天，人们对疾病的认识更加深入，之所以重新重视中医药，并非因为要反对手术和现代医学，而是因为人们对疾病和健康认识的更加深入，需要从传统医学中找到启示，去发现适合现代疾病的最佳治疗方法。第二，古代中医学没有膀胱癌的专门概念，诊断上只能观察到它的症状，治疗也往往只是从症状出发，将其当作“尿血”等疾病治疗。传统的认识并不足以反映膀胱癌的真实本质，并不知道它是一个恶性的、可能影响生命的疾病，这样的认识是有局限的。

159. 中药对失去手术时机的膀胱癌有哪些作用

答 膀胱癌侵犯到浆膜层以外，以及周围脏器或出现淋巴结及远处转移。此时已经丧失了手术时机，可选择放疗、化疗、免疫治疗或靶向治疗等方法来控制癌症发展，达到延长患者生存时间的目的。此类患者一般情况多较差，往往合并贫血、低蛋白血症、肝肾功能不全，甚至恶病质。这时应积极配合中医药治疗，治疗思路以扶正为主，有益气、健脾、滋阴、养血等治法，使患者精神状态、营养状况、肝肾功能、睡眠、情绪等方面好转，起到改善患者整体状况的作用，同时提高对放、化疗等其他治疗的耐受能力，为其他治疗争取机会。

160. 应用中药治疗膀胱癌如何结合现代认识进行辨证思维用药

答 膀胱镜下观察到的癌症的特征、手术中的情况及术后病理特点，也可以作为术后中医治疗用药的参考。例如，癌症体积较大、面积较宽、数量较多或者病理提示恶性程度较高时，往往提示需加重清热解毒抗癌药物的用量。此外，在扶正与祛邪的比重上，也需灵活考虑，合理调整。例如，对术后恢复较快、一般情况良好的患者，中医认为其正气未衰，此时应在辨证论治基础上重视清热解毒利湿的方法，以达到祛邪务尽的效果。若患者体质较差，手术、化疗后属正虚邪恋的情况，治疗就应在清热利湿解毒的同时，重视扶正培本；而对正气已衰、气血不足的患者，此时应以扶正为主，待患者正气恢复、气血充盈后再图他法。

161. 如何用中药减轻化疗副作用

答 若膀胱癌已经发生远处转移，淋巴结清扫未必能清扫干净者，或已不能手术者，常须配合全身化疗，中药在减轻化疗副作用上有积极作用。

具体来说，对消化道反应，是癌症患者本身正气亏虚，化疗药物在杀伤癌细胞的同时也严重损伤胃肠道组织，导致脾胃虚弱，胃气上逆则表现为呕吐。治疗上，采用降逆、化痰、和胃、益气等方法，常用旋覆花、柿蒂、半夏、竹茹、砂仁等药物。在造成肾毒性的化疗药中，顺铂的肾毒性最为严重，临床发生率为25% ~ 35%。中医预防和对抗化疗药肾毒性有一定效果。一般以益肾排毒为主要治法，常用有黄芪、枸杞、灵芝、冬虫夏草等。对化疗相关神经毒性，中医根据其症状特点，可用益气养血、活血通痹、益肾通络等方法治疗，常用方药有黄芪桂枝五物汤、济生肾气丸，常用药物可用黄芪、桂枝、熟地、山药、丹皮、鸡血藤、丝瓜络等。对化疗造成的骨髓抑制，中医主要以补肾健脾、益气养血等方法治疗，主要有红参、附子、黄芪、刺五加等补益中药。

162. 中医对化疗后引起造血系统的损害有恢复作用吗

答 化疗作为目前膀胱癌临床全身治疗的重要手段之一，不仅在杀伤患者体内癌细胞的同时，也对正常人体细胞造成损伤，特别是对骨髓造血系统的损害很大，造成白细胞、红细胞、血小板的低下，并出现贫血、头晕、乏力等毒副反应，常使化疗被迫中止，甚至因化疗的严重并发症而增加了死亡率。

从中医学角度讲，膀胱癌患者化疗后出现的造血系统的异常引起的虚弱症状，其病机常为本虚标实、虚实夹杂或脾肾两虚，中医治疗主要以健脾生血、补肾养精或脾肾双补为主。临床上常以黄芪、黄精、女贞子、巴戟天、枸杞子、大枣为主加减。

现代药理研究显示黄芪、黄精、鸡血藤具有升提白细胞、增强机体免疫力的作用。对于化疗患者有减毒、增效作用。它既可减少化疗药物对机体的损害又可增强机体抵抗力，达到促进机体生理功能恢复和提高患者生活质量的目的。

163. 如何用中药减轻放疗副作用

答 对浸润性膀胱癌，根治性膀胱切除术与放疗联合应用，可使患者5年生存率提高2倍以上。此时加上中药治疗对减轻放疗副作用有积极作用。

对消化道反应，中医认为放射线属于一种外邪，具有耗气伤阴的致病特点，中医从益气、养阴、和胃等方面治疗，常用方剂有补中益气汤、沙参麦冬汤、益胃汤、橘皮竹茹汤等，常用药物有黄芪、党参、熟地、沙参、麦冬、姜半夏等；对放疗所致的骨髓抑制，中医主要用补肾健脾、益精填髓等方法治疗，常用成方有八珍汤、十全大补汤等，常用药物有熟地、当归、黄芪、人参、白术、茯苓、川芎、肉桂等；对口干、脱发等症状，中医从养阴生津、养血补肾等方面治疗，可用生脉饮、玉液汤等，常用药物有沙参、麦冬、五味子、葛根、天花粉、知母等。

164. 中药对化学性膀胱炎有作用吗

答 膀胱癌术后膀胱灌注化疗有助于降低其复发率。这些灌注药物造成的化学性膀胱炎给患者带来严重痛苦，以至于一部分患者无法耐受而不能完成灌注疗程，进而影响远期的治疗效果。此时应用中药治疗化学性膀胱炎有积极作用。

化学性膀胱炎主要症状为尿道灼热、膀胱区拘急疼痛等。中医认为这些症状为膀胱湿热瘀阻的表现，中医治疗多用清热利湿、化瘀通淋、缓急止痛的办法。常用的方剂有八正散、小蓟饮子、芍药甘草汤等，起到对灌注药物的减毒增效作用。常用的药物有滑石、甘草、白芍、车前子、扁蓄、瞿麦、琥珀等。经中药治疗后，可有效地减轻灌注化疗药物对于膀胱的刺激，减少疼痛及尿路刺激症状，从而使灌注化疗规范、完整地进行，对保证灌注化疗效果有积极作用。

165. 膀胱癌放疗多长时间后出现放射性直肠炎

答 膀胱癌患者放疗后会发生放射性直肠炎。急性放射性直肠炎一般发生于放疗后数周甚至3个月内。主要表现为里急后重、排便疼痛，甚至有黏液便等。慢性放射性直肠炎是由于急性期的症状迁延不愈或直至放疗结束6个月甚至数年后出现症状，主要表现为排便困难，大便变细或排便频繁、稀便、便血、大便时坠痛等。

166. 中医治疗放射性直肠炎有作用吗

答 对于放射治疗后引起的放射性直肠炎，属于中医“痢疾”范畴。中医认为其病机是放疗造成机体热毒过盛，肠道脉络损伤。中药治疗分为湿热、脾虚、肾虚等类型，湿热者在直肠镜下可见黏膜充血、水肿，症状表现为大便次数增多，以黏液血便为主，中药可用白头翁汤、葛根黄芩黄连汤等方剂加减治疗，药物多用白头翁、黄连、黄柏、黄芩、葛根等。脾虚型在直肠镜下可见直肠黏膜轻度糜烂，症状表现为大便次数增多，肛门坠痛等，中药以补中益气汤、参苓白术散等方剂治疗；药物多用苍术、黄柏、黄芪、升麻、党参、白术、茯苓等。肾虚型在直肠镜下可见直肠内有较深的溃疡或黏膜呈肉芽状物脱垂，症状为排便次数增多，伴有腰膝酸软等肾虚症状，可用补肾固摄方法治疗；药物多用山芋肉、熟地、当归、枸杞子、槐角等。放射性直肠炎中医治疗包括中药口服或单纯灌肠，但以口服与灌肠并用效果最佳。

167. 中医对膀胱癌术后复发的认识是什么？

答 目前，手术是早中期膀胱癌最首要的治疗方式，手术破坏了恶性肿瘤包膜，就有促进恶性肿瘤复发转移的可能性。中医认为，经络是人体气血运行的通道，也是使人体各器官成为整体的媒介。术后经脉受到损害，气血运行受阻，病灶周围正常组织便受到一定的损害，组织所需营养及代谢废物运输障碍，局部组织抗病修复能力下降，体内癌毒未清除干净，短期内均较易导致癌肿再次发生，故容易导致恶性肿瘤的复发。

168. 中医对预防膀胱癌术后复发有作用吗？

答 中医能不能有效预防膀胱癌术后复发呢? 这是所有正在服用中药或正考虑服用中药的膀胱癌患者最关心的问题。中医治法自然是其治疗中最大的特色。世间万物都体现出生长与凋亡的发展规律，均有与其相生和相克的事物。我们将恶性肿瘤当作一个完整的个体，那么其生长必然凭借，也必然有克制它的东西，这是大自然获取平衡的关键。当人体与自然相同步，不违背自然运行的规律，人体才可以在自然中长久生存。借助此理论，运用中药破坏恶性肿瘤生长所需要的环境，纠正人体内部阴阳气血不平和之势，减少体内邪祟之气，人体与外界环境和谐统一，使得人体和自然同态。从生克及同态关系出发，我们觉得中医介入，使得膀胱癌变成可治可预防，这也是我们多年来应用中医预防膀胱癌术后复发最切身的感受和经验。

169. 中医如何调动机体自身抵抗预防膀胱癌术后复发

答 中医认识到的发病与人体自身脏腑盈亏、气血盛衰有关。疾病的复发与脏腑气血虚损有直接联系。我们要预防恶性肿瘤的复发，需要考虑两个方面，其中一个就是瘤邪，另外一个则是自身修复、排毒、抗病的能力。通过正本清源，增强患者自身调节适应与抵抗病邪的能力，一方面可以用中药扶正补虚，习练八段锦、太极拳强身健体；另一方面，患者要积极调动自己的情绪与意念，以强大的意识形态与病邪抗争，积极向上的信念是扶正祛邪必不可少的先导。

170. 中药是如何预防膀胱癌术后复发的

答 中药是服用后进入到胃肠，再通过胃肠的吸收进入人体产生作用的。那么进入人体之后，它是怎么到达膀胱产生作用呢？药物进入人体，首先储存是在胃肠，这时通过胃肠的吸收，再通过肝脏和肾脏等器官进行代谢和转化，最终送达全身各个组织器官。不同的中药成分有不同的分布规律，有些集中在特定器官，有些则会分布于全身各处。在治疗膀胱癌的中药里，只有小部分中药的有效成分直接作用于恶性肿瘤，大部分其实都是通过作用于其他脏腑再对膀胱产生作用，如活血化瘀、补气养血，从而提高患者的抗病能力。

171. 中医药预防膀胱癌术后复发的经验思路有哪些？

答 近年来，我们应用中医药在预防膀胱癌术后复发方面取得了显著的进步，积累了丰富的经验。从病因病机上，我们是这样认识的：膀胱癌的病机多为正气不足、气郁血瘀、痰凝及脏腑蕴毒等，也可以总结为虚、湿、瘀、毒几个方面。在这样的认识基础上，我们要预防膀胱癌复发，就得通过相应的治法来解决这几个方面的问题。对于虚的方面，可以通过健脾、和胃、益肾的方法来治疗，将脾、胃、肾的功能调节正常了，人体的气、血、津、液代谢和输布也会趋于正常，对于湿、瘀、毒的方面，我们可以用祛湿、化瘀、清热解毒等方法来治疗。如何组成一个有效的治疗处方呢？一是将传统中医学里有效的成方为我们所用；二是结合现代中药药理研究的成果，灵活加减。组方用药既有法度可循，又不被成规限制思路，才能更精准地切合疾病的本质，用之有效。

172. 中药预防膀胱癌术后复发的有效病例有哪些

答 经过多年临床研究，中医药同时配合膀胱灌注化疗药物预防膀胱癌术后复发，取得了非常丰富的治疗经验，并且有非常多临床治愈的典型病例。现举3例长期服用中药的有效案例。

病例1：患者，女性，40岁，膀胱右侧输尿管口外侧乳头样肿瘤，膀胱前壁菜花样肿瘤。2013年12月术后病理显示，乳头状移行细胞癌G2，浸润黏膜固有层，因先天脑部发育障碍，术后因不能配合故无法行膀胱灌注化疗药物。2014年1月初诊，后一直按时来诊应用中医辨证治疗，并定期行超声等检查，至今已10年未见复发。这是一例单用中药预防复发的成功案例。

病例2：患者，男性，49岁，2009年10月诊断为膀胱癌且多发，术后病理已侵入到膀胱浅肌层，病理分期为T2a。手术医生建议行根治性膀胱切除术，患者坚决不同意，仅行肿瘤切除术并行吡柔比星膀胱灌注化疗。半年后复发，再次电切。术后患者来北京广安门医院求治，希望用中医药防治复发。根据患者病情，膀胱继续灌注化疗药物同时坚持采用中医辨证治疗。一直观察治疗至2023年未见复发。

病例3：患者，男性，42岁，2012年4月诊断为非肌层浸润性膀胱癌且多发，予膀胱癌切除术。术后3个月复查膀胱镜复发，予再次切除术。此后2年，每隔3个月复查膀胱镜都有复发，均行电切手术治疗。因反复复发，患者非常苦恼来诊求治要求采用中医药治疗。根据患者病情在膀胱灌注化疗药物的同时采用中医辨证治疗两年，膀胱癌没有复发。至第三年患者膀胱癌又有一次复发，随即我们予复发膀胱癌行切除术，同时继续予中医辨证治疗，至今已10年没有再复发。

从这些有效案例来看，中医药预防膀胱癌术后复发有确切疗效，也为我们坚持继续采用中医药治疗预防膀胱癌术后复发增强了信心。希望通过医生和患者的共同努力，预防膀胱癌术后复发能够取得更好成绩。

173. 中药预防膀胱癌术后复发怎样用药更好？

答 中药预防膀胱癌术后复发更多的是采用汤药，汤药作用特点是吸收快，药效发挥迅速，可根据病情的变化随证加减药物，能够较全面、灵活地照顾到每个患者的病情和病变阶段的特殊性等特点。

174. 中药预防膀胱癌术后复发需要服用多久

答 关于中药预防膀胱癌术后复发的疗程，每个临床医生有不同的经验。对非肌层浸润性膀胱癌行经尿道膀胱癌切除术后或膀胱部分切除术后的患者，我们建议口服中药治疗的时间为1～2年。根据临床研究，经尿道膀胱癌切除术后有10%～67%患者会在12个月内复发。非肌层浸润性膀胱癌经尿道膀胱癌切除术后复发有两个高峰期，即术后100～200天和术后600天。为了减少复发，在此期间进行膀胱灌注化疗是最常用的方法。因此，中药治疗疗程应覆盖到肿瘤复发的高峰期，并且应与膀胱灌注化疗伴随进行，贯穿整个膀胱灌注化疗过程。

另外，膀胱癌术后患者不仅正气虚弱，膀胱组织亦受到不同程度的损伤。而且癌症残余毒邪存在于体内，服药需要补足人体的元气，恢复组织器官的正常功能，使气血流通，邪气祛除，实现中医认为的阴平阳秘的健康状态。因此，最终服药的时间需要根据患者的病情程度、身体状况、后期的休养状态，以及需要根据医生对患者病、脉、症的辨证判断决定。

175. 中药预防膀胱癌术后复发必须每天服药吗

答 无论从中医角度，还是从西医角度，膀胱癌的发生机制都是复杂的，多原因的。中药预防膀胱癌术后复发需要从虚、湿、瘀、毒等多方面考虑，处方常常包含多方面的作用，所以治疗过程绝非简单几剂药就能奏效，而是一个较漫长持久的治疗过程。如果服药过程中无明显不适反应，应坚持每天服药。部分患者在服药过程中，有时会出现恶心、呕吐、腹胀、腹泻等反应，如果症状轻微能耐受，可坚持每天服药，并在复诊时将感受告知医生，以便医生调整药物或剂量。有时药物的煎服方法也会影响到药物的疗效和服药的反应，应严格遵守医嘱的煎服方法，尽可能减少不适反应。如果症状明显，不能耐受，或发生药物过敏等情况，可自行停药并告知医生，由医生调整治疗方案。

176. 服中药治疗能否暂停一段时间

答 如果因为外出、繁忙等其他原因，造成服药不便，偶尔停药一两天或者一两周，对整个治疗效果不会造成明显影响。如治疗过程中，发生需要临时先治疗的急性病，如呼吸道感染等，可暂停长期服用的中药，先治疗新病，新病痊愈后再继续服药治疗痼疾。女性患者如果月经量过多，而中药配伍中有活血破血药物时，可在经期酌情停药。对于有肝肾功能异常病史的患者，治疗过程中应定期监测肝肾功能，根据检查情况酌情停药或调整药物剂量，以免造成药物性损害。

177. 哪些中药能预防膀胱癌术后复发

答 根据临床经验和研究结果，对膀胱癌作用较好的中药很多。但是“药有个性之专长，方有合群之妙用”。临床上能起到很好的治疗作用的往往是复方，其中每一味药物是组成复方的一部分。如果将一个完整的复方作为一个中药来看，临床有许多常用的方剂对膀胱癌有明确的作用。有研究结论的如猪苓煎剂，对降低膀胱癌术后复发有效，且费用低廉，方法简便。还有用中药作为膀胱灌注药物，如复方莪术液（莪术、蟾蜍、猪苓，经提炼制成）、抗癌煎剂（猪苓、白花蛇舌草、重楼、半枝莲、萹蓄、黄柏、薏苡仁），以及单味的灌注中药提取物，如从莪术中提取出来的榄香烯乳，还有用蛇毒进行膀胱灌注等，对预防膀胱癌术后复发都取得一定疗效。

178. 防治膀胱癌有哪些中医经验复方

答 近年来，中药在膀胱癌的防治中取得了重大进步。有效防治膀胱癌的中药复方制剂有龙蛇羊泉汤，由龙葵、白英、蛇莓、半枝莲等药物组成，这些药物经过现代药理研究证实含有抗癌作用的成分，并且符合中医清热通淋、解毒散结的治法。在临床应用非常广泛，或与益气扶正药合用，或与凉血止血药联用，效果确切。另外还有如经方五苓散，经过加味，配以软坚散结、清热解毒药物，治疗膀胱癌，对提高5年生存率有效。我们研制的中药扶正消癥汤由薏苡仁、黄芪、黄精、白花蛇舌草、猪苓、莪术、土贝母组成，与羟基喜树碱膀胱灌注联合治疗，临床观察能明显降低非肌层浸润性膀胱癌术后复发率。

179. 防治膀胱癌术后复发的传统中医方剂有哪些？

答 防治膀胱癌术后复发，中医积累了丰富的临床经验，总结出许多行之有效的经验方。包括有一些传统方剂的加减应用，如八正散合五苓散加入生薏米、白花蛇舌草等，用以治疗膀胱癌术后属于湿毒热毒蕴结的类型；加减沉香散包括沉香、石韦、瞿麦、淡竹叶、生薏米、猪苓，用以治疗膀胱癌术后气郁血瘀的情况；四君子汤合地黄汤加入白花蛇舌草、蛇莓、半枝莲等，用以治疗膀胱癌术后脾肾不足的类型；八珍汤合知柏地黄汤加减包括人参、白术、熟地、当归、白芍、山药、川芎、知母、红枣等，用以治疗膀胱癌术后气阴两虚类型；加味五苓散包括猪苓、茯苓、白术、生黄芪、泽泻、海金沙等，用以治疗膀胱癌术后气虚毒滞、湿毒蕴结的情况。这些方药临床上都在应用。

180. 防治膀胱癌术后复发的现代中医方剂都有哪些？

答 防治膀胱癌的现代中医方剂如益肾解毒、利湿散结的蛇桑汤包括沙苑子、山慈菇、桑寄生、猪苓、白花蛇舌草等，化瘀软坚散结的抗癌复生汤包括穿山甲、生牡蛎、石韦、薏苡仁、僵蚕、山慈菇、白及、蒲黄、墨旱莲、三七、半枝莲等，扶正化瘀、散结解毒、消癥抗癌的扶正消癥汤包括薏苡仁、黄芪、黄精、白花蛇舌草、猪苓、莪术、土贝母等。

181. 防治膀胱癌术后复发的膀胱灌注中药方剂都有哪些

答 作为膀胱灌注中药制剂有复方莪术液（莪术、蟾蜍、猪苓），抗癌煎剂（猪苓、白花蛇舌草、重楼、半枝莲、萹蓄、制黄柏、薏苡仁）等。

182. 膀胱灌注化疗药物后反复泌尿系统感染怎么办

答 膀胱癌术后灌注化疗药物以后，由于反复的化疗药物刺激，常常引发化学性膀胱炎，出现反复的难以改善的泌尿道刺激症状，由于症状太重，有些患者不能继续行膀胱灌注治疗。由于这些症状是由化学性刺激引起，抗生素治疗往往效果不佳。患者因此寄希望于中医药来解决难题。

从我们治疗的经验来看，中医药对化学性膀胱炎引起的尿路刺激症状治疗确有很好疗效。目前临床上主要给予清热解毒利湿药物，可以用金钱草、车前草、瞿麦、滑石、甘草、萹蓄、金银花、野菊花等。经过治疗后，可使尿路刺激症状明显减轻甚至消失，这样可以继续进行膀胱灌注治疗，疗效得以巩固。

183. 中医药对卡介苗灌注后的泌尿系统感染有作用吗

答 膀胱癌患者术后灌注卡介苗为其有效的治疗方法，但有很多患者会出现灌注后的泌尿系统感染，而且应用卡介苗引起的尿路刺激症状比应用化疗药引起的症状更重，除更严重的尿频、尿痛外，还可以引起高热，甚至膀胱区疼痛难忍。此时西药治疗作用不明显，就需要增加中医药的治疗。

中医药治疗以清热利湿、补中益肾为主。从我们临床治疗的情况来看，中医药治疗由于卡介苗引起的泌尿系统症状，可以使症状减轻，血尿消失，膀胱区疼痛也明显减轻，可以说确有很好疗效。临床治疗除给予清热解毒利湿药味，还给予活血化瘀、安神除烦药味，可以用肉桂、苍术、黄柏、蜈蚣、仙鹤草、小茴香、刺五加、珍珠母、白芷、莪术等，使症状尽快减轻，并达到治疗目的。

184. 补益中药对预防膀胱癌术后复发有作用吗

答 膀胱癌的产生虽为瘤毒留滞及病理产物滋生损害直接造成，却首先因肾、脾、肺三大体系虚损所致体内病理产物的产生和抗病、修复能力的下降引起。无论是为了减少病理产物的产生，还是增加机体的抗病、修复能力，均应首先补益人体正气。中医讲“正气存内、邪不可干，邪之所凑，其气必虚”。要想膀胱癌术后不复发或少复发，补益药作用至为关键。

膀胱癌病程中，肾气虚在早期毒邪的留聚中起着关键作用。故临床主要表现为肾精虚损或气阴两虚。基于以上认识，临床常以益气养肾治法为主，从而恢复膀胱的抗病、修复、疏泄机能。肾气虚者常用肾气丸、右归丸、右归饮加减。肾阴虚常用六味地黄汤、左归丸或大补阴丸加减。同时治疗膀胱癌也应注重补益脾气，常用四君子汤、六君子汤或补中益气汤等加减。

185. 活血化瘀中药对预防膀胱癌术后复发有作用吗

答 中医学认为膀胱癌的病机与肺、脾、肾三焦气化功能失常有密切关系，气机不利致三焦功能失调最终积聚成痰成块，瘀阻脉络，导致膀胱癌的发生。因此，瘀血在膀胱癌的发生发展中扮演着非常重要的角色。瘀血不去则新血不生，新血不生则正气不足，正气不足则邪气难去。常用的中药有水蛭、虻虫、三棱、莪术、桃仁、红花等。常用处方有桃仁承气汤、桂枝茯苓丸、下瘀血汤、当归芍药散、鳖甲煎丸等方化裁加减，亦常用穿山甲引经除邪、活血消癥。

186. 人参对预防膀胱癌术后复发有作用吗？

答 老百姓都知道，人参具有大补元气、补脾益肺、生津安神的功效。多年的实验研究明确了人参中的皂苷Rg3通过抑制血管内皮细胞增殖、抑制血管外基质降解等抑制肿瘤血管生成。人参皂苷Rh2单体对癌细胞的生长有抑制作用，能诱导癌细胞凋亡，逆转癌细胞异常分化，抑制癌症转移，与化疗药物联用能起到增效减毒的作用。除了有抗癌作用外，人参皂苷具有提高机体免疫力、抗菌、改善心脑血管供血不足、调节中枢神经系统、抗疲劳、延缓衰老等作用。

因此，人参对预防膀胱癌术后复发有积极的作用，但患者需在医生的指导下服药。

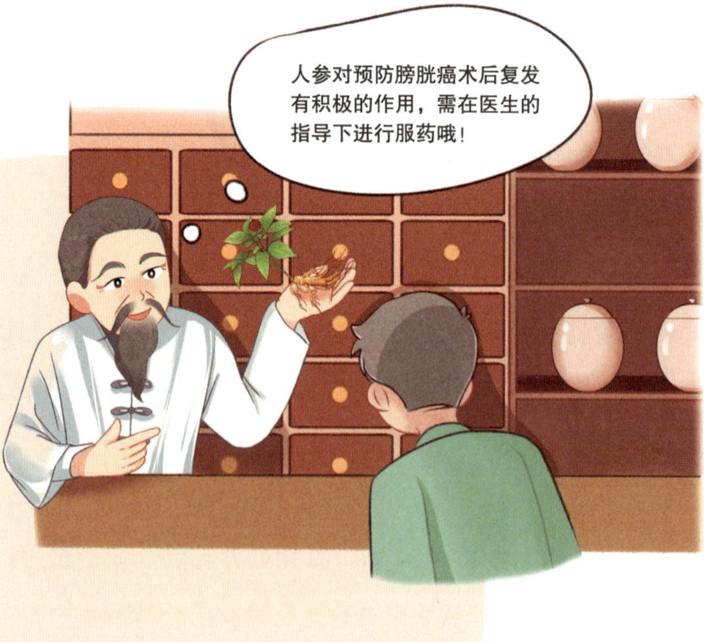

187. 灵芝对预防膀胱癌术后复发有作用吗

答 灵芝是一种多孔菌科真菌灵芝的子实体。其外形呈伞状，菌盖肾形、半圆形或近圆形。在明代大医学家李时珍编著的《本草纲目》中有灵芝的记载。药理研究证明，灵芝有多方面的生物活性。 灵芝性味甘，平。主治虚劳、咳嗽、气喘、失眠、消化不良、恶性肿瘤等。其主要作用之一为抗癌，其机制为：自身免疫功能的低下或失调，是癌症之所以会发生并扩展的重要原因。灵芝是最佳的免疫功能调节和激动剂，它可显著提高机体的免疫功能，增强患者自身的抗癌能力，以及通过其中某些有效成分对癌细胞的抑制作用，成为抗癌、防癌及癌症辅助治疗的优选药物。灵芝对人体几乎没有任何毒副作用。这种无毒性的免疫活化剂的优点，恰恰是许多化疗药物和其他免疫促进剂都不具有的。

所以灵芝对预防膀胱癌术后复发有积极的作用。患者需在医生的指导下服药。

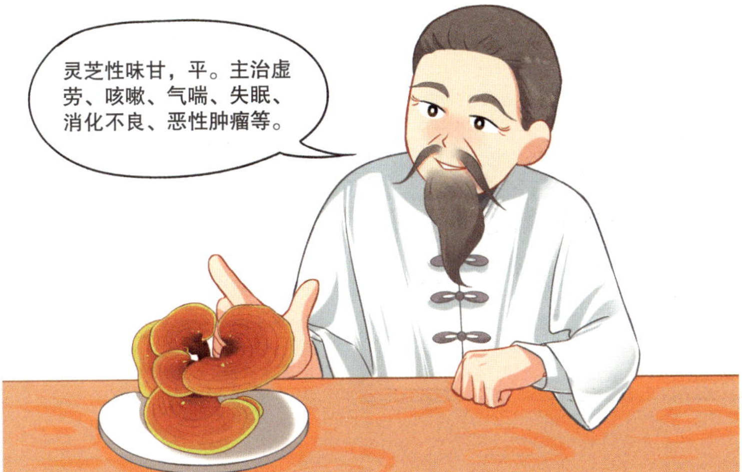

188. 三七对预防膀胱癌术后复发有作用吗

答 中医学认为膀胱癌的病机与肺、脾、肾三焦气化功能有密切关系，气机不利致各脏器及三焦功能失调最终集聚成痰成块，瘀阻脉络，导致膀胱癌的发生。

三七具有化瘀止血、活血定痛的功效。研究表明：三七成分里的三七皂苷可通过直接杀伤癌细胞、抑制癌细胞生长或转移、诱导癌细胞凋亡或诱导癌细胞分化使其逆转、增强和刺激机体免疫功能等多种方式起到抗癌作用。

因此，三七对预防膀胱癌术后复发有积极的作用，但患者需在医生的指导下服药。

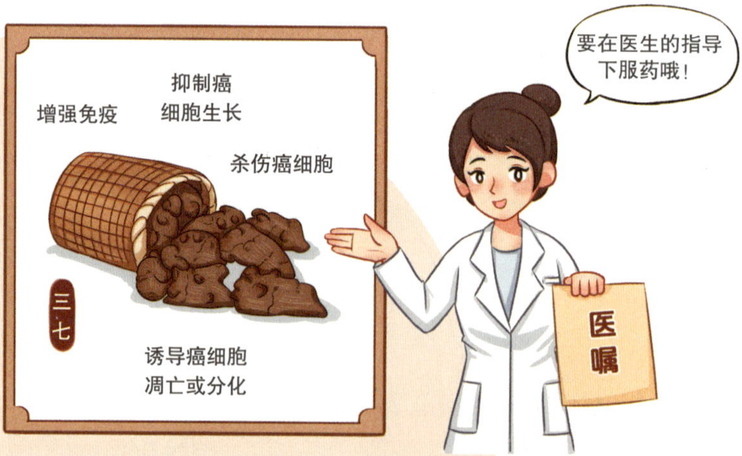

189. 长期服用中药有副作用吗

答 很多患者有这样的疑虑，就是长期喝中药是否有副作用，首先我们要明确副作用的概念。药物的副作用是药物不良反应的一种，药物的不良反应还包括了药物的毒性作用、过敏反应、致癌作用和致突变性。我们所说的副作用，通俗上指药物的不良反应，轻则可见恶心、呕吐、腹泻、皮疹等，重则会造成过敏、休克、肝肾功能损伤等，甚至危及生命。

事实上，无论中药还是西药，都有可能在发挥其应有的药效时带来我们不希望出现的身体反应，而医生在开具处方之前，也一定会衡量药物带来的利与弊，当用药的利大于弊，或者是有使用药物的必要性时，有一些发生不良反应的风险也是可以接受的，但如果有大的变化时要及时与医生沟通评估。

190. 长期服用中药最应该警惕的副作用是什么？

答 长期服用中药最应该警惕的副作用便是肝肾功能的异常。因此，临床中医生常会为长期服中药的患者定期开具生化检测来监测肝肾功能是否正常。

总体来说，当疾病需要长期服药，在定期监测各项指标的前提下，长期服用中药是较为安全可靠的。所以一般来讲，医生所开的处方大多时候是安全而较少有副作用的，因为中医通过辨证论治，因人因病施药，即便药物本身有一定的毒性，一般情况下对人体负面作用是较少的。但是任何药物服用超过一定的剂量均会产生我们不希望看到的影响或结果。中药的不规范使用亦会造成不良影响。这时，我们需要寻求医生的建议，停药或者更换处方，所以治疗需要专业医生的指导。

191. 传统中医理论是如何认识和描述中药副作用的？

答 我国现存最早的药学专著《神农本草经》，其药物分类法就是按药物有无毒性、防治疾病的主要功能和可否多服久服来区分上、中、下三品的。上药为君，主养命以应天，无毒；中药为臣，主养性以应人，无毒有毒，斟酌其宜；下药为佐使，主治病以应地，多毒，不可久服。说明传统中医理论对中药的毒副作用，从一开始就很注意。

192. 如何判别中药的副作用

答（1）长期服用中药后，如发现尿少、尿多、全身水肿、急性肾衰竭，应首先考虑泌尿系统为主的不良反应。

（2）服用中药后，如出现恶心、呕吐、腹胀、腹痛、反胃、黄疸等症状，需考虑发生消化系统为主的不良反应。

（3）服用中药后，如发现皮疹、皮炎、瘙痒、过敏性紫癜等，需考虑有可能发生过敏反应。

另外，随着研究的深入，有些中药可以引起很严重的肝肾损害，如何首乌、关木通等。因此，尽量避免应用这些药物，如果应用也应定期检查肝肾功能状况，避免造成严重的药物性肝肾损害。

193. 服用中药同时喝茶可以吗

答茶叶属于性凉、味甘苦的食材，是天然的解毒剂，一般服用中药不建议配茶使用。

在服用中药期间，是不应饮茶的。因为茶水中的很多鞣质成分，会影响中药的吸收，同时中药中的许多复杂成分和有效的组分，也会和茶水中的复杂成分发生交互影响。因而，不主张在服用中药期间同时饮茶。如还是喜欢喝茶，可以在服药1小时以后再喝为好。

194. 服用中药同时吃萝卜可以吗

答 萝卜性平，味辛，具有消积滞、帮助消化、帮助营养物质的吸收、增强机体免疫功能、提高抗病能力、防癌抗癌等作用。那么萝卜能和中药一起吃吗?

（1）很多人都说萝卜有解药的作用，吃中药的时候不要吃萝卜，其实这是一个误区。从中医理论来说，萝卜和其他中药没有相畏的情况，因此不存在对其他中药的影响。但是，由于萝卜有“下气”和“消滞”的作用。中医认为，行气太过则容易破气。因此，吃萝卜会对补气类药物如人参、黄芪的补益作用存在一定的妨碍。

（2）由于萝卜有下气和消滞的作用，对于脾胃虚弱的人来说，最好不要经常吃白萝卜。因为过多地行气，就有耗气的可能，这会使脾胃虚弱的状态无法好转，甚至加重虚弱的情况。

（3）也有人经常会用党参、枸杞、黄芪等滋补药煲汤，以达到滋补作用，此时建议不要再吃萝卜。

195. 服用中药时还需注意哪些问题呢？

答 服用中药期间，为保证药效，不要吃那些可能会与药物发生反应的食物，如鱼、虾、西瓜、雪糕、冷饮等，以免降低药效，或产生毒副作用，加重病情。

此时还应注意服药时少吃生冷、油腻、不易消化的食物，以免增加患者的肠胃负担，影响对药物的吸收。如有便秘、口干、咽痛等，患者应少吃辛辣、油腻的食物，否则会增加热象，抵消清热药物及滋阴药物的作用。服用解表药的患者，应少吃生冷及味酸的食物，因酸、冷的收敛作用，会影响药物解表发散的功效。

196. 中药在什么时间服用更好？

答 规律地服药能使得药物对人体产生最大的治疗作用。那么如何正确地把握好服药时间呢？《神农本草经》上这样说道："病在胸膈以上者，先食后服药；病在心腹以下者，先服药而后食；病在四肢血脉者，宜空腹而在旦；病在骨髓者，宜饱满而在夜。"这也就肯定了膀胱癌患者的服药时间应该是饭前半小时就可以了。而有特殊药物时则需要根据医生叮嘱按照要求合理选择服药时间。如果在医生没有医嘱情况下，常规服药时间是：一剂药服两次者，上午一次，下午一次，或下午一次，临睡前一次；一剂药服三次者，应每间隔3～4小时服一次，可以上午、下午各一次，临睡前一次。中药和西药应当间隔1～2小时服用。

若在饭后服用应该间隔1～2小时较好，因为食物或药品进入胃以后，经过1～2小时消化后进入小肠，可避免相互间影响而产生副作用，尤其是以服药后感觉舒服为宜。

197. 中药如何煎煮更好?

答 煎药一般要用砂锅，导热比较稳定，不可使用铁锅、铜锅，会影响药物的效果，甚至可能会产生有毒的成分，不仅影响疗效，还会影响健康和生命。煎药一般用自来水或纯净水。药材质量较好，也较干净，无须清洗。土比较多的药材，适当冲洗即可，不可使劲揉搓。浸泡的过程是煎煮药物重要的环节，一般为30～60分钟，加水的量为超过药物1cm。水没开时用武火，水开以后转中火。一般一服药可以煎两次，煎好以后头煎和二煎的药合在一起，早晚分开喝，一般主张温服。

198. 哪些中药需要先煎，哪些需要后煎?

答 需要先煎的中药有矿物类、化石类、贝壳类（如生石膏、石决明、龙骨、牡蛎、赭石、瓦楞子等）与动物角甲类（如龟甲、鳖甲、水牛角等）药物，因质地坚硬、有效成分不易煎出，应打碎先煎30分钟，再与群药同煎。

后下的中药是指在其他药物煎煮后，停火前的5～10分钟时再将其纳入，煮沸5～10分钟即可。常见有气味芳香，含挥发性成分，久煎易使有效成分损失，如薄荷、砂仁、豆蔻、木香等。不属芳香药，但久煎有效成分易破坏的饮片，如大黄等，在停火前10分钟再放入药锅中，会起到更好的药效作用。

199. 中药一般煎多长时间为好？

答 大部分中药一般煎煮30分钟即可，但补益药可以文火慢煎40分钟；矿物类、介壳类、有毒中药可以多煎一些时间。对于不同功效、不同种类的中药的煎煮时间不同。①滋补药：龟板、鹿角、党参、山药、杜仲、黄芪、巴戟天、苁蓉、熟地、白术等，因多数含有难溶于水的成分，所以需久煎熬汁，头煎40分钟，二煎30分钟。②先煎药：牡蛎、石决明、珍珠母、龙齿、龙骨、矿石、贝壳、角骨类药材，质地坚硬，有效成分不易溶出。所以，这些药材应捣细、先煎久熬，才能充分发挥药效。一般要求先煎30～60分钟，然后再纳入诸药同煎。③烊化药：阿胶、鹿角胶等，胶质黏性需另取部分药液（或开水）兑入汤剂。

总之，煎煮中药的时间、次数，应根据中药所具的特性而定。像质地坚硬、组织致密，所含成分多为蛋白质、皂苷、黄酮等不易溶于水的药材，应长时间、多次煎煮；像质地疏松，所含成分多为挥发性萜、醚类或久煎成分易遭破坏的药材，应该短时间煎煮，如青蒿、桑叶、菊花、沉香等。

饮 食 篇

200. 膀胱癌患者基本的饮食原则是什么

答 膀胱癌患者基本的饮食原则就是膳食平衡，合理搭配，多补充蛋白质、高能量、多种维生素、低碳水化合物的食物，多吃新鲜食物。一般每天饮牛奶250 ~ 500ml，吃鱼、蛋150 ~ 250g，加适量的豆类及其制品即能达到高蛋白的要求。有人认为，豆制品、馒头、面包是要经过发酵的，也是发物，这都是没有科学依据的。

201. 哪些食物对膀胱癌有影响

答 因为许多由肾排泄的代谢产物大多通过膀胱，然后经尿道排出，直接接触膀胱黏膜，所以饮食中的物质对膀胱黏膜都是有很大影响的。食用柑橘类的水果与降低膀胱癌的风险有关，在日常生活中多食用包括橘子、柚子、橙子和柠檬，以增强抗氧化能力。还有十字花科蔬菜中一些化合物对膀胱癌的预防和治疗均具有作用，西蓝花、卷心菜和芦笋都是这些化合物的良好来源，可帮助抑制癌细胞的生长。同时，食用肉类会增加这种风险，尤其是烤和炖的时候，加工肉的摄入量与膀胱癌复发的风险也呈正相关。应减少食用经过化学处理、熏制、腌制的肉类摄入量。另有报道，食用蔬菜和牛奶或酸奶可以降低膀胱癌复发的风险，从饮食中摄入维生素A对膀胱黏膜有明显的保护作用。

202. 哪些食物具有抗癌作用？

答 我们在患膀胱癌之后，在治疗的同时也可以配合合理的饮食结构来共同对抗癌症。以下是比较常见的具有抗癌作用的食物。

（1）大蒜：全世界最具抗癌潜力的植物中，位居榜首的是大蒜。研究发现大蒜中含有的锗和硒等元素可抑制肿瘤细胞和癌细胞的生长。

（2）燕麦：是一种低糖、高营养食品。具有降低血压、降低胆固醇、防癌、防治心脏疾病的作用。

（3）红薯：含有丰富的淀粉、胡萝卜素，以及钾、铁等10余种微量元素，能保护人体上皮细胞的结构完整，抑制病毒活性，阻断胃肠道中致癌物质的产生，有很强的抑癌作用。

（4）豌豆：在豌豆豆荚和豆苗的嫩叶中富含维生素C和能分解体内亚硝胺的酶，可以分解亚硝胺而具有抗癌作用。

除了以上几种，抗癌食物还有很多种，如西红柿、青椒、荔枝、石榴等。

203. 哪些食物具有致癌因素？

答 随着生活水平的不断提高，我们的餐桌变得越来越丰富。但随之而来的食品安全也是一大问题，食品中的添加剂、防腐剂、污染物等都可能是导致癌症的因素。以下是生活中常见的具有致癌因素的食物。

（1）腌制的食品如腌肉、咸鱼、咸菜等，这些食物中含有较多的二甲基亚硝酸盐，在人体内可以转成二甲基亚硝胺，是一种致癌物质，可以引起多种恶性肿瘤。

（2）烧烤食品，如烤羊肉串、烤牛排等。这些食物中由于在烧烤时沾染了大量的碳燃烧物，而且这些食物中很多烧焦的部分都含有较多的致癌物质。

（3）熏制食物，如熏肉、熏鱼等。这些食物的制作过程类似烧烤过程，熏制使用的烟雾会将大量的致癌物质附着于食物上。

（4）油炸食品可产生致癌物，使用的油如果多次高温使用同样会产生致癌物质。

（5）霉变的食物中含有黄曲霉毒素是较强的致癌物质。

（6）有些家庭把做馒头的蒸锅水又拿来煮粥，或将头天没喝完的暖壶水再次加热饮用。这些做法都不科学，因为反复烧开的水中也有致癌物质。

204. 哪些蔬菜、水果具有抗癌作用？

答 新鲜的水果蔬菜对人体都是有益的，特别是富含维生素C、B族维生素、叶酸的蔬菜和水果对人体最有益，而且这些都可以有效地防癌和抗癌。研究表明十字花科蔬菜包括西蓝花、甘蓝、卷心菜、芦笋，都含有萝卜硫素化合物，可能有抑制膀胱癌生长的作用。研究发现食用水果可以使膀胱癌风险降低10%。柠檬、橘子、葡萄柚和酸橙等柑橘类水果具有抗氧化特性，对膀胱有益。研究表明，与非有机饮食相比，有机饮食在对抗癌症方面更为有效。

205. 膀胱癌患者可以吃牛羊肉吗？

答 膀胱癌的患者，身体一般比较虚弱，抵抗力都比较差，缺乏各种营养，而牛羊肉又是补益之品，所以膀胱癌患者是可以吃的。

牛肉富含蛋白质，氨基酸组成更接近人体需要，能提高人体抗病能力，对术后须调养的人在补血、修复组织等方面特别适宜。寒冬食牛肉可暖胃，是该季节的补益佳品。

羊是纯食草动物，所以羊肉较牛肉的肉质要细嫩，容易消化，高蛋白、低脂肪、含磷脂多，较猪肉和牛肉的脂肪含量都要少，胆固醇含量少，是冬季防寒温补的美味之一，可起到进补和防寒的双重效果。中医认为羊肉具有补肾壮阳、补虚温中等作用。

当然，对于牛羊肉的食用也要适度，不可经常过度食用。

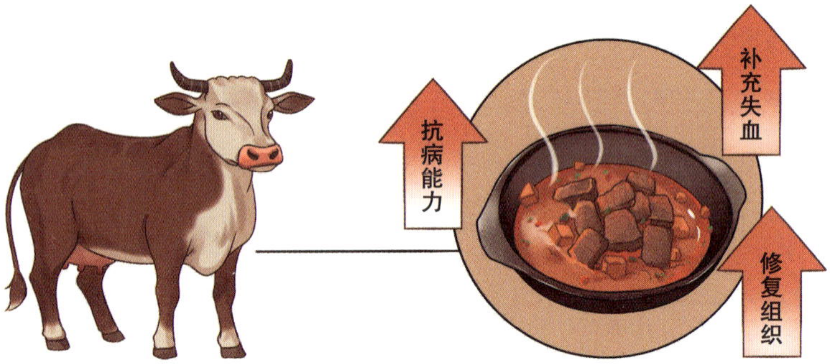

寒冬食牛肉可暖胃，是该季节的补益佳品。

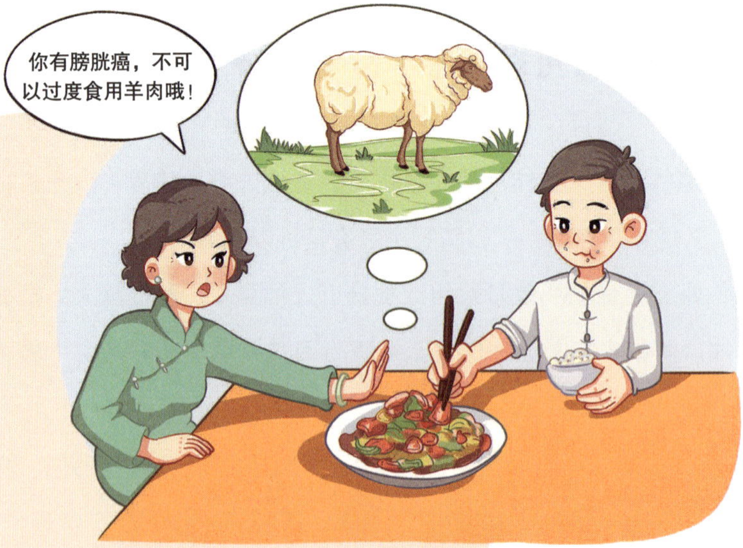

206. 膀胱癌患者可以吃海参吗

答 海参有人称为“海人参”，因补益作用类似人参而得名，其所含的某些元素对人体是很有益的，对于膀胱癌患者来说，可以吃。虽然报道其有一定的抗癌作用，但作为食品，药用价值一般非常有限。

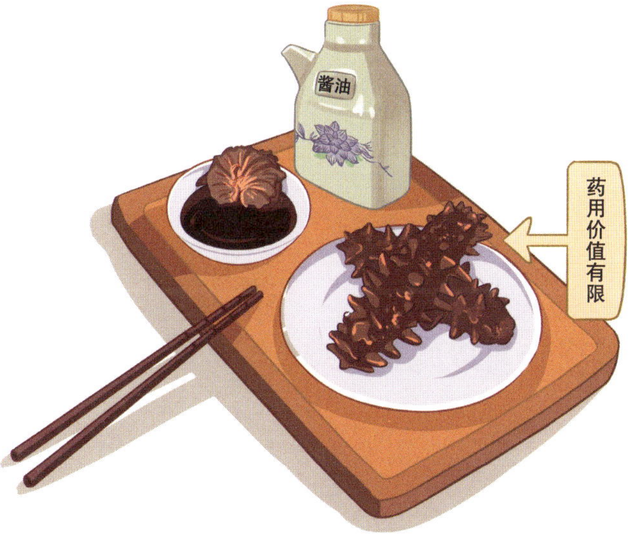

207. 膀胱癌患者可以吃无鳞鱼吗

答 膀胱癌患者可以多吃鱼，鱼肉富含甲硫氨酸、赖氨酸、脯氨酸及牛黄氨酸等优质蛋白，有改善血管弹性、顺应性及促进钠盐排泄作用。

而无鳞鱼是指天生无鳞和鱼鳞很小的鱼种，并不是单单地指一点鱼鳞都没有的鱼。无鳞鱼含有较高的胆固醇，所以老年人和肥胖的人应该尽量少吃。无鳞鱼和有鳞鱼相比，更偏温性、易产热，因此，热性体质如平时容易上火、口干、长疮、大便干燥的人应该少吃，否则会加重这些症状。

对于膀胱癌患者也是可以适当食用无鳞鱼的，不过相对来说还应多吃蔬菜、水果等更好些。

208. 膀胱癌患者可以吃辣椒吗

答 辣椒是一种营养极为丰富的蔬菜，一些研究发现从辣椒中提取出来的辣椒素能够影响癌细胞代谢，起到协助杀灭癌细胞的作用，是一种非常好的防癌食品。

但什么东西也不是绝对的，辣椒素也是一柄双刃剑，对于膀胱癌患者来说，食用辣椒后，辣椒素随着身体代谢到达膀胱，可能会刺激膀胱黏膜引起不适，久之，有膀胱炎诱发及刺激膀胱癌复发的可能。这虽然没有经实验证实但还是建议患者不吃为宜。

209. 膀胱癌患者可以饮酒吗

答 目前虽没有证据证明饮酒对膀胱癌的复发有确切的影响。但是患者本身在膀胱癌切除术后及膀胱癌放化疗后膀胱的黏膜会有一些炎症反应，酒精会增加尿液的酸度，会刺激膀胱内壁。虽然尚无饮酒导致膀胱癌复发的论证，但该病本身就属于容易复发的疾病，不饮酒会对身体大有好处。另外，酒精可以刺激垂体的分泌，加快细胞分裂的速度，增加癌症发生的易感性，长期饮酒会抑制人体的免疫系统，降低机体对外来致病因素的抵抗力，久之容易引起癌症复发。

210. 膀胱癌患者可以吃鸡和鸡蛋吗

答 经常有人会问患了膀胱癌可以吃鸡和鸡蛋吗，因为民间有一种流传说鸡和鸡蛋属于发物，有病吃鸡和鸡蛋不容易好或者说会复发等，所以应该忌吃鸡和鸡蛋。其实这种说法是没有科学根据的。

现代研究表明，鸡蛋中除有人体所需的8种氨基酸外，还有维生素A、维生素B_2与胆固醇，可以分解和氧化人体内的致癌物质。鸡蛋中的微量元素，如硒、锌等也都具有防癌作用。

因此，癌症患者包括膀胱癌患者可以吃鸡和鸡蛋，适量、经常食用鸡和鸡蛋反而会增加机体的免疫力，增加自身抗病能力。

211. 吃发物会促进肿瘤生长吗

答 所谓的发物大多是指腥膻味、辛热性或是生发性的，主要包括水产品中的带鱼、鲤鱼、螃蟹、虾和海参等，肉类的牛、羊肉和鸡肉等。

但对于膀胱癌患者来说，“发物”到底会不会促进肿瘤的生长，至今尚无证据表明其与肿瘤的发病和加重有必然联系。那患了膀胱癌以后到底能不能吃“发物”呢？答案是要视自身的状况而定，如果患者本身就对这些食物过敏，就应该避免。对于刺激性过大的食物，还是要少吃为好。鱼、牛、羊肉等都是富含蛋白质的食物，如果过于听信“发物”会促进肿瘤的生长而少吃甚至不吃，会影响优质蛋白的摄入。因为肿瘤本身就是消耗性的疾病，肿瘤细胞的生长要比正常组织更加快速，消耗更多的能量，没有足够的营养补给，身体是扛不住的，就不能提高免疫力来对抗肿瘤，防止并发症的产生。

212. 吃得不好、营养摄入少能饿死肿瘤吗

答 有的人认为营养越好，癌症就会生长得越快，所以就严格控制饮食，宁可自己少吃一点、素一点，甚至这个也不吃，那个也不吃。但其实癌细胞的生长速度，不是由营养状态所决定。“饥饿疗法”反而会让患者身体消耗更快，加速疾病恶化。如发生营养不良，肿瘤会掠夺正常细胞营养，甚至消耗人体蛋白，最后饿死的只能是患者本人而不是肿瘤。

213. 吃保健品可以治愈癌症吗

答 膀胱癌患者应以天然食品为主，而各式各样的保健补品，通常不建议在治疗期间食用。另外，虽然补品都宣称有各种疗效，但很多都尚未有明确的研究证据体现在癌症患者身上。

现在有很多广告通过各种媒介放大常规放、化疗的毒副作用，同时宣传这些食品在癌症治疗当中的作用，从而导致迷信抗癌补品的患者越来越多，盲目听信一些补品所谓的神奇功效。因为补品并非药品，抗癌之说不可信。客观来说，补品虽然对改善癌症患者体质有一定作用，但绝不是必不可少的，绝对不能代替规范化、个体化的综合治疗，也不能代替中医药治疗。它只能在规范治疗的基础上或在治疗后的康复阶段食用。若患者经济富裕，那么最好在医生的指导下谨慎选用那些合格、合适的保健品，而不能以补品来替代规范治疗。

214. 膀胱癌患者经常喝汤有好处吗？

答 膀胱癌患者喝汤更多是补充水分、享受美味和满足口感。汤水的美味来自肉制品中的游离氨基酸、核苷酸和低聚肽，这些都是重要的鲜味和甜味的呈味物质，有利于激发患者的食欲。但有些时候，汤煮的时间过长，味道好了，营养价值却大打折扣。一般来说，汤熬到2小时以后，食材里溶解出来的氨基酸将被破坏，丰富的维生素也荡然无存。所以炖汤，一般控制在1～1.5小时是比较科学的。另外，长时间煲煮的海鲜、肉等高蛋白食物中的嘌呤会有很多溶解在汤里，摄入高嘌呤会导致尿酸增高。

215. 喝茶对预防膀胱癌术后复发有作用吗

答 研究表明，多酚化合物会阻碍膀胱癌的生长。茶因为含有大量的“茶多酚”，因此被认为是一种良好的抗癌物质。一项研究表明，每天一杯茶可以使膀胱癌的患病风险降低6%。

绿茶中就富含茶多酚，能阻断致癌物的合成，抑制癌细胞增殖，调节人体免疫力，是世界卫生组织推荐的健康饮品。

患者可以适当地喝点淡淡的绿茶，具有排毒通便的效果，所以适当地喝点是可以的。但是一定要避免喝浓茶，而且喝茶的频率不可以太高，一般每天喝上一杯就可以了，要是过量地饮用也会造成一些不好的影响，如会刺激胃黏膜，促进胃酸分泌，影响营养物质的吸收等。

除此之外，还需要注意避免饮茶与服中药的间隔时间过短，影响中药药效发挥。

216. 多饮水对预防膀胱癌术后复发有作用吗

答 通过临床研究发现，膀胱癌的发生与饮水密切相关。因此，预防膀胱癌首先应充分饮水，如果饮水量少，人的尿液将减少，尿液会浓缩，这会刺激膀胱，最终可能导致癌症的发生。同时，饮水量少者，排尿间隔时间必然延长，这就使尿中的代谢产物更长时间在膀胱中潴留，对膀胱壁有不良的刺激。而膀胱的慢性感染与膀胱癌的发生也有一定的关系。多喝水不但对预防膀胱癌有一定作用，对膀胱癌术后复发的预防也有较好作用。

217. 多吃含硒食物对膀胱癌患者有帮助吗

答 硒是人体必不可少的一种微量元素，能够增强人体的抗癌能力和提高免疫力。而且还具有抗氧化、抗衰老、修复细胞等作用。而膀胱癌患者免疫力低下，使得癌细胞更容易蔓延、分化和转移，随之也就加大了膀胱癌的复发和转移的风险。硒既可以提高机体的免疫力，又具有预防膀胱癌等癌症的复发和扩散的作用。

富含硒的食物有谷类、蔬菜、水果、鱼虾类等。豆类食物中如黄豆、红豆、绿豆等含硒成分比较多。另外如玉米、小麦胚粉等，这些日常经常吃的食物有非常好的补硒效果。蔬菜中补硒好的食物有菠菜、大蒜、白菜等。水果中含硒成分较多的有桂圆、桑葚、葡萄、海棠果、苹果等。

218. 多吃蘑菇等菌类对膀胱癌患者有帮助吗

答 吃菌类食物对膀胱癌患者是有帮助的。我们经常吃的菌类食物如香菇所含的香菇多糖具有很强的抗癌作用，蘑菇对人工诱发的小鼠的癌具有极强的抑制作用。二者都是很好的抗癌食品。